精神科作業療法
研究のイロハ

エビデンスを探し　読みこなし　臨床研究に役立てるために

山下　瞳　　下村　泰斗　　寺尾　岳

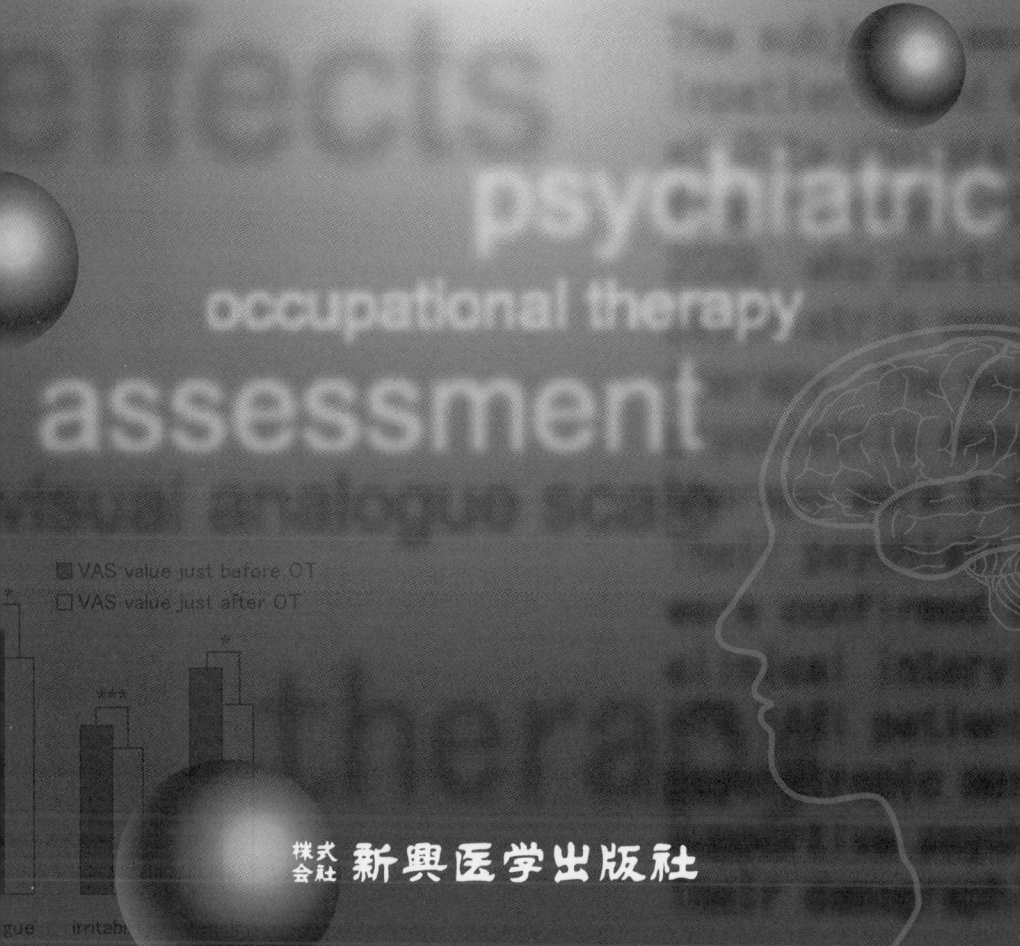

株式会社 新興医学出版社

Easy Research Methods for Psychiatric Occupational Therapy

Hitomi Yamashita, M.S., Taito Shimomura, M.D., Takeshi Terao, M.D., Ph.D.

© First edition, 2013 published by
SHINKOH IGAKU SHUPPAN CO. LTD., TOKYO.

Printed & bound in Japan

はじめに

「精神科作業療法の研究をしてみよう」と思い立ったとき，さて何から始めたらよいでしょうか？　まずは研究計画ですが，すぐに具体的な研究計画が思いつくでしょうか？　日常の作業療法の経験から研究に関する多くのヒントが得られます。しかし，どこまでが既に報告されていることで，どこからがまだ報告されていないことなのか，きちんと線引きすることができないと，新知見（英語で new findings，ドイツ語で Neues）が何なのかわかりません。臨床研究の目的は患者さんの治療や社会復帰に貢献することですが，新知見を報告することで進歩が得られるのです。したがって，先行研究をよく知ることは新知見を見定める上で大切なことです。さらに，先行研究を読み解くことで，その新知見を得るための研究計画も想定できます。そうは言っても，日常診療で忙しく，精神科作業療法の文献，とくに英語文献に目を通す暇がない方も多いのではないでしょうか？　この本では，「精神科作業療法の海外文献」をわかりやすく紹介しています。そこからヒントを得て，研究に着手することもできるでしょう。

次に，研究計画ができたとしても，研究方法や解析方法がすぐに浮かんでくるでしょうか？　精神科作業療法の研究をする際に，その効果や成果について数値化し，結果として表現することは難しいと耳にすることが多くあります。しかし，作業療法士が効果を実感している部分はありませんか？　難しいからといってせっかく得られた効果を放置しておくのはもったいないですね。"研究"というと何か難しいことのようで，敬遠してしまう人も多いかもしれませんが，簡便な方法で調査できるとしたらどうでしょう。結果を得られれば，あとは解析して論文としてまとめることができます。そのために，この本では，「精神科作業療法に関して簡単にできる研究の例」を挙げ，「統計解析の解説」もわかりやすく行いました。

最後に，「音楽療法」について少し詳しく説明し，「精神疾患に関する最新

の知識」も盛り込んでみました。
　最初から順に読むこともできますが，途中から必要な部分だけ読んでも結構です。この本が，皆さんのお役に立つことを祈念しております。

　　　　　　　　　　　　　　　　　　　　　　　　　　　山下　瞳

目次

はじめに ……………………………………………………………… 3

第1章　精神科作業療法に関して簡単にできる研究の例 ………… 7

第2章　統計や研究の解説 …………………………………………… 15
　　A　t検定（ティー検定） ……………………………………… 15
　　B　χ^2検定（カイ二乗検定） ……………………………… 18
　　C　分散分析 …………………………………………………… 19
　　D　相関と回帰 ………………………………………………… 20
　　E　無作為割り付け比較対照試験（RCT） ………………… 21
　　F　メタ解析 …………………………………………………… 23
　　G　治療効果発現必要症例数
　　　　（Number Needed to Treat：NNT） ………………… 25
　　H　過誤 ………………………………………………………… 25

第3章　精神科作業療法の海外文献 ………………………………… 26
　　A　運動 ………………………………………………………… 26
　　B　ヨガ ………………………………………………………… 36
　　C　芸術療法 …………………………………………………… 42
　　D　園芸療法 …………………………………………………… 57
　　E　作業療法 …………………………………………………… 62
　　F　その他 ……………………………………………………… 68

第4章　音楽療法 ……………………………………………………… 82
　　A　音楽療法とは ……………………………………………… 82

B 音楽療法の歴史 …………………………………………… 82
　　　C 音楽療法の原理と期待される効果 ……………………… 83
　　　D 音楽療法の実際 …………………………………………… 84
　　　E 私たちの行った実践と研究について …………………… 86
　　　F 慢性統合失調症患者の抑うつ症状に対する
　　　　 集団音楽療法の効果 ……………………………………… 88
　　　G 作業療法における音楽活動と，
　　　　 音楽療法士による音楽療法の比較 ……………………… 91

第5章　精神疾患に関する最新の知識 ………………………… 95
　　　A 統合失調症の病態生理仮説 ……………………………… 95
　　　B 統合失調症の治療 ………………………………………… 96
　　　C 統合失調症患者の就労支援 ……………………………… 97
　　　D 従来型うつ病と新型うつ病 ……………………………… 98
　　　E 双極スペクトラムと双極性うつ病 ……………………… 99
　　　F 双極性障害になりやすい気質 …………………………… 100
　　　G 双極性障害と生活習慣 …………………………………… 101

おわりに ……………………………………………………………… 103

文献 …………………………………………………………………… 105
索引 …………………………………………………………………… 109

1 精神科作業療法に関して簡単にできる研究の例

　まずは，筆者らの研究[1,2]から紹介します．これは，簡単な方法でも研究としてまとめることができることを示したいためです．ここで紹介する研究は，精神科作業療法を継続して行う際に，精神科作業療法を単回行った際の結果と比較し，効果が増強するのか，またあらかじめ効果予測ができるのかを検討することを目的として実施したものです．ビジュアル・アナログ・スケール（Visual Analogue Scale：VAS）という簡便な方法を使用しました．これは，紙と鉛筆があればできる方法で，記入時間も1～2分と短時間で実施できる内容です．

a. 方法

　平成19年11月～平成21年7月までの期間に大分大学医学部附属病院精神科に入院，または通院している患者で，精神科作業療法に継続して参加した患者215名を対象としました．各々の作業療法実施回数における対象者の内訳は表1に示すとおりです．継続して参加した回数は1回から25回までを対象としており，それ以上は対象者数が少なくなるため，除外しました．作業種目としては，工作，運動，絵画，陶芸，書道，園芸，音楽，映画鑑賞，調理の計9種類を実施し，毎回実施内容は異なっていました．すべての対象者が精神療法と薬物療法を受けていました．

　作業療法前後の精神症状に関しては，抑うつ気分，緊張感，焦燥感，不安感，倦怠感という5種類の精神症状を100mmのVASに記入させる形で把握しました．なぜ，この5つの精神症状を取り上げたかというと，これらは抑うつ状態でしばしば見られる症状で，自分でも把握しやすい症状だからです．幻覚や妄想に関しては，それらを現実のものと思っている患者さんがいますので，自覚的な症状として把握するのは難しいところです．

　さて図1に示すように，「①落ち込みは？（抑うつ気分）」というところで，

8   a. 方 法

表1 患者背景

	実施回数						F値/χ^2 p値
	1回	5回	10回	15回	20回	25回	
実施期間（日）							
平均	1	24	46	68	85	107	
（標準偏差）		(39)	(46)	(62)	(66)	(71)	
対象者（名）	215	164	122	94	67	52	
性（男：女）	105：110	87：77	66：56	53：41	42：25	31：21	5.26 N.S
治療形態（入院：外来）	152：63	116：48	83：39	59：35	34：33	23：29	22.0 0.0005
入院患者の割合（％）	70.7	70.7	68.0	62.7	50.7	44.2	
診断							
統合失調症	103	87	70	62	50	39	
（％）	(47.9)	(53.0)	(57.3)	(65.9)	(74.6)	(75.0)	
大うつ病性障害	66	48	30	18	9	8	33.4
双極性障害	15	10	6	4	2	2	0.03
適応障害	5	3	3	2	2	1	
その他	26	16	13	8	4	2	
年齢（歳）							
平均	43.2	43.1	42.9	39.5	38.7	38.8	1.24
（標準偏差）	(21.6)	(22.7)	(24.6)	(15.5)	(14.2)	(14.2)	N.S
服薬量（mg/day）							
抗精神病薬*	416	423	397	429	432	444	0.67
	(378)	(368)	(370)	(333)	(311)	(314)	N.S
平均 抗うつ薬**	54	50	53	51	51	56	0.10
（標準偏差）	(80)	(76)	(78)	(78)	(80)	(83)	N.S
気分安定薬***	3	2	2	3	2	3	0.63
	(7)	(8)	(6)	(7)	(4)	(8)	N.S

*：クロルプロマジン換算，**：イミプラミン換算，***：ジアゼパム換算

「まったく落ち込んでいない」であれば線分の左端から計測して0mmとなり，「非常に落ち込んでいる」であれば100mmとなります。その中間は患者の主観でライン上に印をつけてもらい，それを評価者が後に測定することで抑うつ気分の程度を定量化することになります。たとえば，真ん中あたりに印をつけた場合に，左端から測定すると53mmであったとします。その時には，「抑うつ気分が53mm」という数値に直すのです。このように数値に表現することを定量化する，と言います。「②緊張は？（緊張感）」，「③イライラは？

1 精神科作業療法に関して簡単にできる研究の例　9

```
①落ち込みは？
    まったく落ち込んでいない _____ 非常に落ち込んでいる

②緊張は？
    まったく緊張していない _____ 非常に緊張している

③イライラは？
    まったくイライラしていない _____ 非常にイライラしている

④不安は？
    まったく不安を感じていない _____ 非常に不安を感じている

⑤疲労は？
    まったく疲れていない _____ 非常に疲れている
```

図1 VAS評価用紙

(焦燥感)」,「④不安は？（不安感)」,「⑤疲労は？（倦怠感)」についても同様に定量化できます。

　精神科作業療法の実施前と実施後にVASに記入してもらうと，実施前のVAS値から実施後のVAS値を差し引くことで，それぞれの作業療法の改善度（改善度A）が算出できます。

　さて筆者らは，それぞれの精神症状について作業療法を繰り返し行うことで効果が蓄積されるのかという疑問を解明しようと考えました。実際には実施前のVAS値に変動があるため，初期3回の実施前のVAS値の平均を，繰り返しの作業療法導入前のベースライン値として使用しました（図2，3）。ベースライン値というのは，何らかの介入を行う前のもともとの値のことで，この研究の場合には繰り返しの作業療法を介した時点の値のことです。このベースライン値から，何回か継続して実施した後のVAS値を差し引いた値を長期効果の指標（以後，改善度Bと呼ぶ）としました（図2，3）。

　つまり，改善度Bが改善度Aと同じ場合には，長期効果はなく，毎回同程度の効果しか期待できないということになります。逆に，作業療法を繰り返

10 a. 方 法

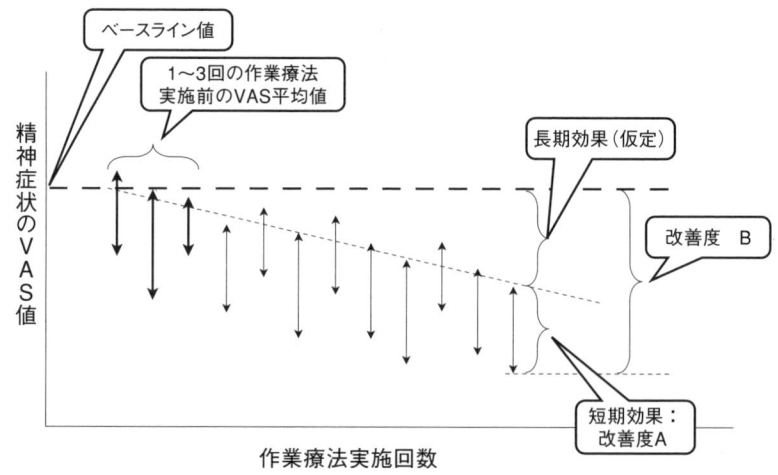

図2 作業療法の長期効果

単回の効果の蓄積により，長期効果が得られると仮定した場合の模式図

```
(改善度A) ＝ (ベースライン値) － (各作業療法 実施後のVAS値)
          ＝ (短期効果)
(長期効果) ＝ (ベースライン値) － (各作業療法 実施前のVAS値)
          ＝ (改善度B) － (短期効果：改善度A)
(長期効果) ＝0の場合には，(改善度B) ＝ (改善度A)
(長期効果) ＞0の場合には，(改善度B) ＞ (改善度A)
```

図3 改善度と長期効果

すごとに効果が増強するようであれば，それは長期効果として発揮され，**図2**に示すように改善度Bが大きくなるはずです。

　この改善度を用い，まずは反復施行による変化について検討するため，5回，10回，15回，20回，25回と5回毎に実施回数を区分し，各実施回数においてその変化を比較しました。ここでの具体的な解析方法としては，5回毎の各精神症状の数値の変化の解析すなわち5群の反復測定分散分析（この言葉については，次章をご覧ください）を使用することになります。次に，作業療法実施後の効果予測について，ベースライン値がその後の効果を予測できるのか

検討するため，ベースライン値と各実施回数における精神症状の改善度との相関についても検討を加えました．

b. 結果

精神科作業療法の実施前から実施後の値を比較したところ，図4に示すようにいずれの精神症状も有意に軽減しており，短期効果すなわち改善度Aを認めました．

一方で表2に示すように，初回から25回まで精神症状の改善度Aに有意な変化はありませんでした．また精神症状の初回から25回までの改善度Bにも有意な変化はありませんでした．もしも長期効果が作業療法に存在すると仮定するならば改善度Bは有意に大きくなるはずです．しかし，実際は改善度Bに有意な変化は認められなかったので，長期効果は認められないといえます．

次に，反復施行後の精神症状改善度の予測について検討するため，性，年齢などの患者背景について改善度Bとの関連を検討したところ，いずれも有意な相関を認めませんでした．また，それぞれの精神症状のベースライン値と改善度Bとの相関を解析したところ，5回，10回，15回，20回において，表3に示すような有意な正の相関が認められました．

しかし，25回実施後のベースライン値との不安感と倦怠感の2つの精神症

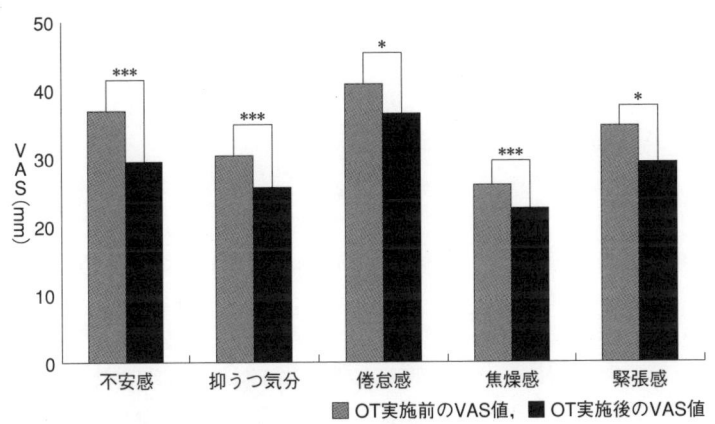

図4 精神科作業療法の単回実施前後のVAS値

全ての精神症状において，精神科作業療法の単回実施前後で有意に改善した．
＊：$p < 0.01$，＊＊＊：$p < 0.0001$

表2 短期効果；改善度Aの推移

	1回	5回	10回	15回	20回	25回	F値
不安感	8.45 (24.6)	6.81 (17.9)	1.48 (19.8)	7.27 (16.4)	3.43 (20.9)	5.30 (15.2)	0.608 N.S
抑うつ気分	6.55 (22.0)	2.30 (16.1)	2.40 (16.9)	3.68 (14.5)	8.34 (20.1)	3.69 (22.0)	0.927 N.S
倦怠感	4.25 (22.4)	0.143 (21.9)	-2.97 (19.7)	1.69 (20.4)	4.14 (24.0)	-4.09 (26.8)	1.81 N.S
焦燥感	3.92 (18.5)	4.41 (18.6)	1.21 (12.5)	3.72 (16.8)	3.70 (20.5)	4.81 (17.8)	0.400 N.S
緊張感	8.18 (26.1)	7.35 (18.8)	5.28 (19.6)	8.38 (18.5)	4.95 (21.8)	4.53 (19.8)	0.689 N.S

上段はVAS値（mm），下段は標準偏差を示す．

表3 長期効果；改善度Bの推移

	1回	5回	10回	15回	20回	25回	F値
不安感	6.28 (21.8)	7.89 (18.6)	5.87 (20.1)	6.91 (25.2)	5.32 (23.7)	7.12 (23.2)	0.241 N.S
抑うつ気分	4.76 (19.9)	4.43 (18.6)	4.61 (22.1)	2.25 (24.8)	6.58 (23.3)	7.95 (22.8)	0.506 N.S
倦怠感	0.15 (20.9)	1.89 (22.8)	1.08 (24.1)	3.35 (27.7)	3.60 (22.9)	2.59 (24.9)	0.616 N.S
焦燥感	3.47 (16.2)	3.98 (20.8)	3.61 (18.4)	4.10 (20.4)	3.58 (21.4)	7.30 (20.1)	0.728 N.S
緊張感	5.57 (21.2)	9.39 (17.8)	8.75 (20.2)	9.38 (22.1)	7.33 (20.6)	9.37 (23.1)	1.20 N.S

上段はVAS値（mm），下段は標準偏差を示す．

状改善度について，有意な相関は認められなくなりました．抑うつ気分，焦燥感，緊張感については25回実施後にも有意な正の相関が認められました．つまり，不安感や倦怠感についてはそれらのベースライン値が20回目まで改善度を予測しますが25回目では予測できなかった，抑うつ気分，焦燥感，緊張感，についてはそれらのベースライン値が25回目まで改善度を予測できたということになります．

c. 考 察

改善度AもBも回数を重ねても衰えなかったことから，作業療法では回数

を重ねてもその効果は維持される可能性があります。つまり，精神症状は毎回の作業療法で改善されており，1回1回の改善度すなわち短期効果があるといえます。

他方，いずれの精神症状に関しても作業療法実施前のVAS値に有意な変化がなかったことから，作業療法を反復施行しても実施前のVAS値は毎回ベースライン値とほぼ同値だったと考えることができます。つまり，少なくとも今回測定した5つの精神症状に関して蓄積効果（長期効果）はなく，1回の作業療法による効果（短期効果）は，次回に持ち越されることはないといえるでしょう。

さらに，反復施行後の精神症状改善度の予測については，ベースライン値と複数回反復して作業療法を実施した後では同一の精神症状において正の相関があったことから，作業療法を継続して実施することで，年齢，性，疾患，治療形態などによらず，初期の精神症状が強いものほど作業療法による改善が期待できる可能性があるといえます。しかし，25回目で有意差が認められなくなった精神症状もあり，限定した回数の中では継続することによりその効果は減弱することなく一定に維持されていくが，回数を増やすとその効果は変化することも否定できません。最後に，**表4**から示唆されるように，参加初期の抑うつの高さは継続実施後の不安感と倦怠感を，参加初期の不安感の高さは継続実施後の焦燥感と緊張感の改善度を予測できることが期待されます。

表4 ベースラインの精神症状の推移と改善度Bとの相関

	不安感の改善度B	抑うつ気分の改善度B	倦怠感の改善度B	焦燥感の改善度B	緊張感の改善度B
ベースラインの不安感	5,10,15,20回後と正の相関			20回後と正の相関	5回後と正の相関
ベースラインの抑うつ気分	20回後と正の相関	5,10,15,20,25回後と正の相関	10,20回後と正の相関		
ベースラインの倦怠感			5,10,15,20回後と正の相関	10回後と正の相関	
ベースラインの焦燥感				5,10,15,20,25回後と正の相関	
ベースラインの緊張感			20回後と正の相関		5,10,15,20,25回後と正の相関

d. まとめ

　この研究は多数の作業種目を用いて精神症状に対する単回の効果と繰り返しの効果を検討し，どのような場合に効果が期待できるかという効果予測についても検討しており，実践効果に関しての予備的な効果研究となりうると考えています。

　調査内容は1枚のアンケート用紙であり，項目は5つ，調査時間は1～2分程度，とごく簡便な方法を採っていますが，その結果の解釈により様々な項目を見出すことができ，効果として提示することができました。研究というと，慣れていない場合は身構えてしまい，難しいものと捉えがちですが，意欲があれば今回紹介したような簡単な方法ですぐに行うことも可能です。

　作業療法の実施内容は多岐に渡り，机上でのクラフトや手芸といった生産的活動，絵画や陶芸といった芸術活動，また実生活に即した調理や課外活動，中にはパソコンを使用しての活動，さらには復職や地域生活に向けての実践的な活動などもあり，その活動内容，活動場所の範囲は拡大傾向にあります[3]。一方，作業療法自体が与える効果や影響について検討がなされてきていますが，対象疾患や実践のフィールドが多様化した中で，効果の証明までには至っていない状況にある[4]とされています。さらに，継続して実施した場合の比較検討，実施後の効果予測に及ぶまで検討したものはほとんどないといえるでしょう。そもそも作業療法の最終的な目的は復職や復学などの社会復帰に設定されるべきであり，その効果を検討するには作業療法に参加することにより，どの程度社会復帰が可能になったかをアウトカム（効果の指標）として検討することが必要です。しかしながら，この社会復帰に至るまで，また社会復帰が定着しているか否かの追跡調査にはかなりの期間が必要とされます。3年のフォローアップを行った研究も見受けられます[5]が，復職や復学に至る過程として，今回紹介したような作業療法がもたらす精神症状への効果などを検討することも予備的な検討として意義があると考えられます。

　要するに，あまり視野を広げすぎずに，特別な方法を用いずに，予備的検討のような小さな結果をまずまとめましょう。その積み重ねにより，より良い研究が発展するかもしれないということです。くよくよ悩まずに，研究を始めてみませんか？　まずはあなたから！　それから周りの同僚にも少しずつ広めていけると，対象となる患者数も増え，大きな結果につなげることができるかもしれません。

2 統計や研究の解説

　先に紹介したビジュアル・アナログ・スケール（visual analogue scale：VAS）や他の質問紙によって得られた数値を入力して，それを統計学的に解析することで，作業療法に効果があったのか結論を導くことが可能となります。今では，さまざまな統計解析ソフトが発売されていますので，正しく値を入力し，正しく統計の種類を選択すれば，すぐに解析結果は出てきます。ここでは，どのような時にどのような統計を使うのか，そしてどのような解析結果が得られるのか，例を挙げながら説明していきます。さらに，代表的な研究方法として，無作為割り付け比較対象試験（RCT：アールシーティー）やメタ解析の解説も行います。

A t検定（ティー検定）

　たとえば5名の患者さんを対象に作業療法を行います。作業療法直前の抑うつ気分がVAS値でAさんが12mm，Bさんが23mm，Cさんが34mm，Dさんが45mm，Eさんが56mmであったとしましょう。作業療法直後のVAS値は，Aさんが10mm，Bさんが20mm，Cさんが30mm，Dさんが40mm，Eさんが50mmになりました。これらのデータを入力して，「対応のあるt検定」もしくは「一標本t検定」を選択すると，作業療法前の平均値は34mmで標準偏差は17mm，作業療法後の平均値は30mmで標準偏差は15mm，この平均値の差は4mmで，t値は5.7，p値は0.0048と出てきます。

　一般的に，p値が0.05未満の場合に有意ですから，作業療法によって有意に抑うつ気分のVAS値は低下するということがわかりました。ここでの比較は，作業療法の前後でAさんは12mmから10mmへ，Bさんは23mmから20mmへ……という具合に，同じ患者さんの変化を見ていることです。これを「対応のあるt検定」とか「一標本t検定」と表現します（図5）。

　まったく別個の患者さんの比較の時には，「対応のないt検定」もしくは

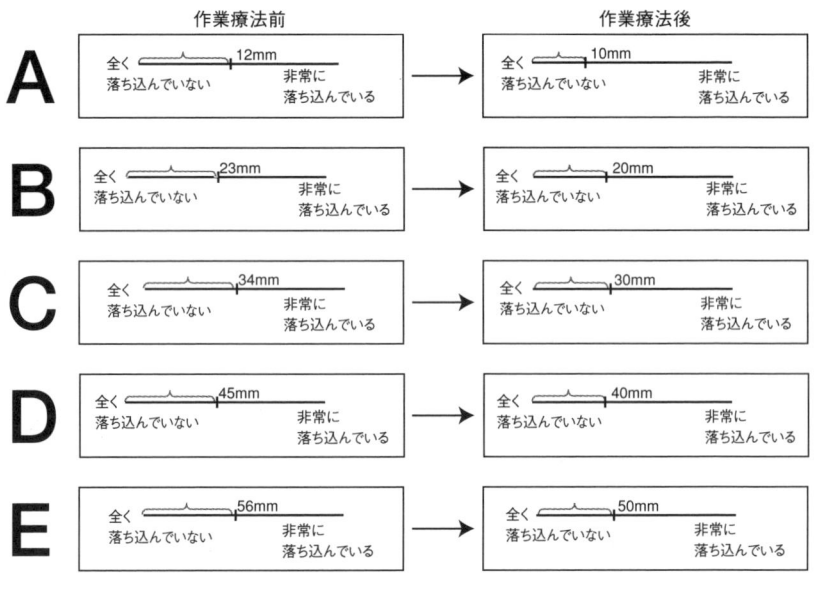

図5 対応のある t 検定

同一個人内の変化を比較する。

「二標本t検定」を使います（**図6**）。たとえば，作業療法に参加した5名と参加しなかった5名の比較をしましょう。参加しなかった患者さんの抑うつ気分のVAS値は，Aさんが12mm，Bさんが23mm，Cさんが34mm，Dさんが45mm，Eさんが56mmでした。参加した患者さんの抑うつ気分のVAS値は，Fさんが10mm，Gさんが20mm，Hさんが30mm，Iさんが40mm，Jさんが50mmでした。値としては，先ほどの例と全く同じですが，患者さんの設定が異なります。すなわち，先ほどは同じ患者さんの変化でしたが，今度は作業療法へ参加した群と参加しなかった群という異なる2群の比較という設定なのです。これらのデータを入力して，「対応のないt検定」もしくは「二標本t検定」を選択すると，作業療法前の平均値は34mmで標準偏差は17mm，作業療法後の平均値は30mmで標準偏差は15mm，この平均値の差は4mmで，ここまでは先ほどと同じですが，t値は0.38，p値は0.72と出てきます。

つまり，まったく有意差はなくなりました。同じt検定でも，「対応のないt検定」は「対応のあるt検定」と比較して有意差が出にくいことがわかります。

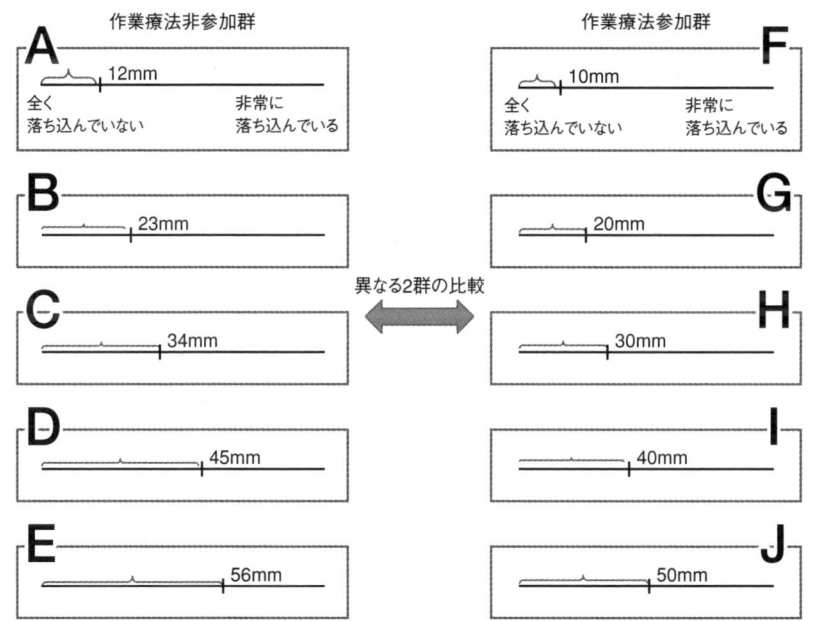

図6 対応のないt検定，二標本t検定

異なる2群の比較をする。

　同じ患者さんを対象に，何らかの作業療法をする前とした後の比較をするのに「対応のないt検定」を使ってはいけない理由がわかると思います。

　今まで述べてきたt検定は，原則として，各ペアの差の値が全体として正規分布することが前提になっています。母集団の正規分布を推定できる場合の検定法をパラメトリック検定といいます。しかし，実際の臨床データでは，各ペアの差の値の分布が明らかに非正規分布であることや，分布を推定するにはあまりにも症例数が少なすぎることなどがあります。このようなときには，データの大きさの順位に基づくノンパラメトリック検定を行います。たとえば，1，2，3，100というデータをそのまま使用すると100に残りの1，2，3が大きく影響された平均値になりますが（**図7 A**），順位になおすと1，2，3，4となり，飛び離れた値の影響を少なくすることができます（**図7 B**）。

　このようなノンパラメトリック検定で，先ほどの対応のあるt検定に該当するものがWilcoxon（ウイルコクソン）の符号付順位和検定で，対応のないt検

B χ²検定（カイ二乗検定）

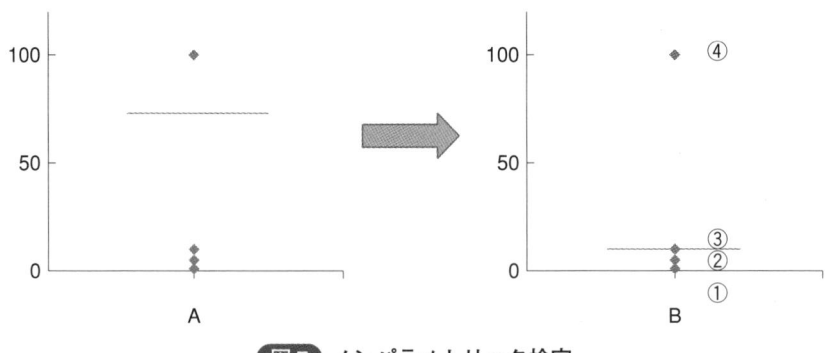

図7 ノンパラメトリック検定
A：飛び離れた点が全体の平均点を上げている。
B：絶対値を相手にするのではなく，順位をつけて解析すると飛び離れた点の影響を小さくできる。

定に該当するものが Mann-Whitney（マン・ホイットニー）の U 検定です。

B χ²検定（カイ二乗検定）

　分割表の検定とも言います。連続変数ではない変数，すなわち「あり」，「なし」など中間値を持たない離散変数を対象とする解析の場合に使用します。たとえば，患者さん 40 名を 20 名ずつ音楽療法と絵画療法に無作為に振り分けたとします。そして，VAS 値が音楽療法や絵画療法の前後で 50％以上低下した場合に「改善した」と決めることにします。先ほどの t 検定が値をそのまま使用したのに対して，何らかの閾値（カットオフ値とも言います）を設けて，それを超えるか超えないかで 2 分するやり方です。このようにすることで，それまで連続変数であったものが離散変数に変身します。その結果，音楽療法では 20 名中 15 名が改善し，絵画療法は 20 名中 4 名が改善したとします。これらのデータを入力して，「χ²検定」を選択すると，χ²値が 12.1，p 値が 0.0005 と出てきます（**表5**）。

　したがって，音楽療法の方が絵画療法よりも有意に効果があったことになります。ちなみに，データ数が少ない時は χ²検定ではなく，Fisher（フィッシャー）の直接確率計算法を用いる必要があります。この方法を用いると，p 値は 0.0012 とやはり有意になります。

表5 χ^2検定

	改善した	改善なし	
音楽療法	15	5	20
絵画療法	4	16	20
	19	21	

$\chi^2 = 12.1$, $p = 0.0005$

C 分散分析

　2群の平均値の比較はt検定を用いましたが，分散分析は3群以上の平均値を比較するときに用います。t検定には「対応のないt検定」と「対応のあるt検定」がありました。まず，「対応のないt検定」に対応する「独立多群の分散分析」の例を挙げます。たとえば統合失調症の患者さん4名の抑うつ気分のVAS値が20mm，50mm，60mm，40mm，うつ病の患者さん6名では20mm，60mm，60mm，80mm，100mm，120mm，躁病の患者さん3名では5mm，7mm，2mmであったとします。統合失調症群の平均値は42.5mm，うつ病群の平均値は73.3mm，躁病群の平均値は4.7mmで，分散分析の結果はF値が6.8，p値が0.014と出てきます。このp値は0.05未満ですので，全体として3群間の平均値に有意差があることになります（図8）。

　どこに有意差があるのかを調べるのが事後検定（ポストホックテスト）です。これには，Fisher（フィッシャー）のPLSD，Bonferroni（ボンフェローニ），Scheffe（シェッフェ）などいくつか事後検定の方法があります。この場合には，どれで事後検定をしても，躁病群とうつ病群に有意差があります。

　ここでF値について少し説明を加えます。上の例では，統合失調症群，うつ病群，躁病群という疾患によるVAS値のばらつきの違いを群間変動と言います。それぞれの群におけるVAS値のばらつきを合計したものを群内変動と言います。もしも，それぞれの群が同一の母集団に由来するものとすれば，群間変動と群内変動はほぼ同じ値をとるはずです。そこで，群間変動を群内変動で割ったものをF値として定義して，その値が1よりどの程度大きいかで群間に有意差があるかどうかを判断するのです。

　「対応のあるt検定」に対応するのが「繰り返しのある分散分析」です。「反復測定分散分析」とも言います。同一患者に対して継時的に評価したデータをセット（コンパクト変数と呼ばれることもあります）として扱います。

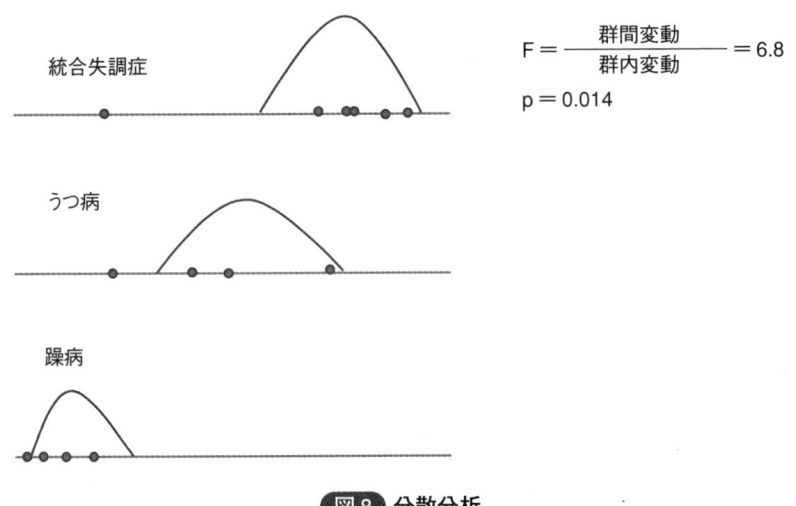

図8 分散分析

3群以上の平均値を比較する時には，2群ずつを選んでt検定にかけることはしません。検定の回数が多くなると偶然有意になる危険性が高まるためです。

そこで，3群以上が同じ母集団に由来するという仮説を立てることになります。群が異なっても同じ母集団に由来するわけですから，群間のバラツキも群内のバラツキも同じになるわけで，その比をとると1に近くなります。1よりも大きな値になる時に実は同じ母集団に由来するのではなかった，つまり群間に有意差があると考えるのです。

D 相関と回帰

2つの連続変量間の関連を見るための基本的な統計指標が相関係数です。年齢と治療効果の関係などを解析するときに使います。たとえば，年齢が60歳，50歳，40歳，30歳，20歳の5名の抑うつ気分の改善度がVAS値で20，30，40，50，60mmであったとします。

この相関係数は−1になります。年齢が高くなるほど，抑うつ気分の改善度が低くなるわけですが，その関係は傾きが−1の直線上にすべて並びます（図9）。相関係数は−1～1の範囲の値をとりますが，この例のように−1とか1とかの値を取ることは実際にはまずありえません。相関係数の絶対値が，0～0.2は「相関がない」，0.2～0.4は「弱い相関がある」，0.4～0.7は「中くらいの相関がある」，0.7～1.0は「強い相関がある」と評価します。相関係数が負の値を取るときは，一方が増すと他方が減ることを示し，正の値を取るときは，一方が増すと他方も増すことを示します。両者が全く無関係のときには，

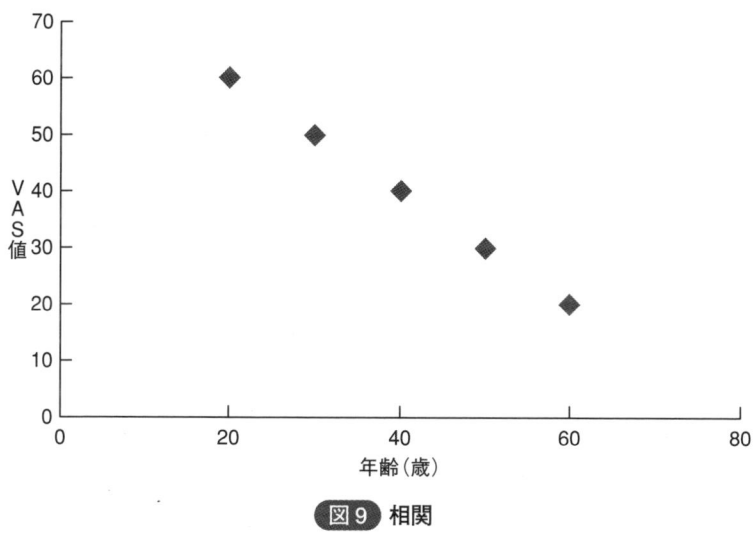

図9 相関

相関係数は0になります。

2つの連続変量間の関連で，一方を他方により予測したいことがあります。たとえば，年齢で治療効果を予測したいときです。このようなときには，治療効果を従属変数（y），年齢を独立変数（x）として，回帰式 $y = ax + b$ を作成します。aは回帰係数で，bは切片です。先程の年齢と治療効果の例でいうと，$y = -x + 80$ となります。このような回帰式は直線を示しており，線形回帰と言います。回帰式の中でもっとも単純なものが y を x で予測する単回帰です。

単回帰の拡張として，重回帰があります。重回帰は複数の独立変数（$x_1, x_2, x_3, \cdots x_k$）で，従属変数（y）を予測しようとするので，回帰式 $y = \alpha + ax_1 + bx_2 + cx_3 \cdots + kx_k + \varepsilon$ を作成します。α は定数で，a, b, c, $\cdots$ k はそれぞれの変数の回帰係数です。ε は，測定誤差を表します。このような重回帰式が従属変数（の変動）をどの程度予測するか示す指標が R^2（重回帰係数の2乗）になります。たとえば，R^2 が0.40とすると，その重回帰式は従属変数の40％を説明することになります。

E 無作為割り付け比較対照試験（RCT）

作業療法を行った群だけを対象に，どの程度良くなったかを検討するだけ

E 無作為割り付け比較対照試験(RCT)

では，本当は作業療法の効果が十分にはわかりません。それは，患者さんを取り巻く環境や医師の行う薬物療法や精神療法，臨床心理士が行う心理療法などの効果も影響を及ぼす可能性があるからです。したがって，作業療法を行う群と行わない群に分けて，効果（作業療法を行わない対照群では，通常の治療経過の中で，作業療法を行う群の症状評価の時期に合わせて，たとえば1ヵ月ごとに精神症状などを評価することになります）を比較する必要があります（図10）。

この群分けを行うときには，「無作為に」行うことがとても重要です。このことを説明するために，「作為的に」行うとどうなるかをまずは説明しましょう。「作為的に」割り付けると，作業療法が効きそうな患者さんを作業療法群とし，効きそうにない患者さんを対照群としてしまいます。これでは，作業療法群と対照群では最初から患者さんの属性が異なることになります。異なる患者群を比較して作業療法群の方が対照群よりも効果が大きかったとしても，その効果の差は作業療法そのものにあるのではなく，患者さんの違いによるかもしれないのです。したがって，どの患者さんを作業療法に割り付けるのか，あるいは作業療法をしない対照群に割り付けるのか，「無作為に」行うことで患者さんの違いが出にくくなるわけです。実際には，乱数表や乱数を作り出すプログラムを利用して偶数は作業療法群，奇数は対照群（あるいはその逆）などと最初から決めておきます。

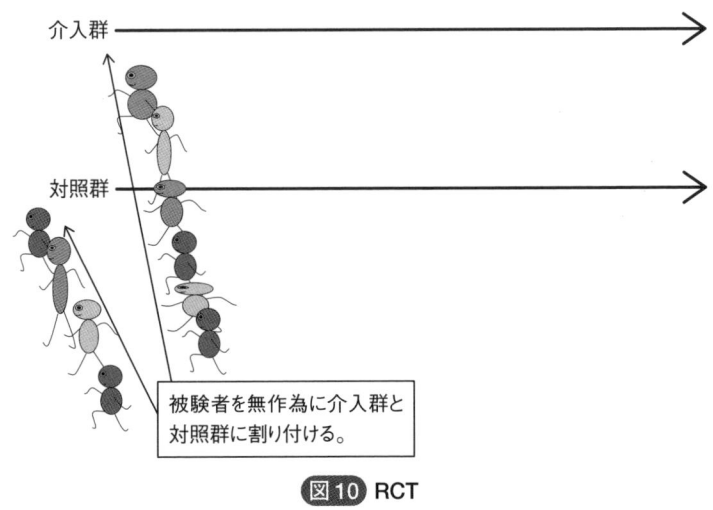

図10 RCT

このようにして行った研究を無作為割り付け比較対照試験（randomized controlled trial：ランダマイズド・コントロールド・トライアル，RCT）と言い，科学的根拠（evidence，エビデンス）のレベルは高いと考えられます。治験など薬物の効果を評価する場合も RCT を用いますが，このような場合にはさらに二重盲検法（double blind study）も用います。これは，患者も評価者も何が入っているのかわからないという錠剤，もしくはカプセルを飲ませます。実薬か，プラセボが入っているわけですが，外見上まったく同じように作成できるために二重盲検法が可能となります。しかし，精神科作業療法の場合には，何をやっているのか盲検法で行うことは不可能に近いために，非盲検法（open study）で行います。

F メタ解析

メタ解析は新たに研究を行うものではなく，ある臨床的疑問に関する過去の研究結果を網羅的に集め（これを系統的レビューもしくはシステマティックレビューと呼びます），ある一定の基準を超えた研究のみを「合格」としてエントリーします。そして，それらの研究の結果を量的に統合し，研究全体としての結論を導き出そうとするものです。メタ解析は，この研究とあの研

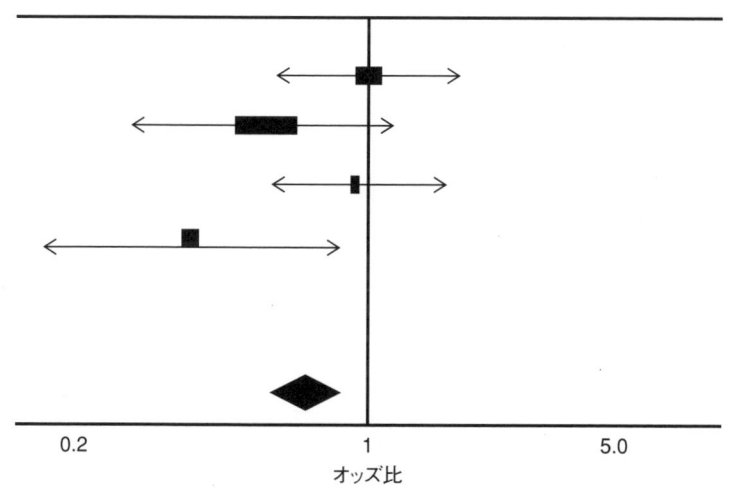

図11 メタ解析（オッズ比を指標とした場合）
オッズ比を指標としており，この場合は有意。

究とでは同じことをしているのに言っていることが全く違うとか，それぞれの研究ではサンプル数が少なすぎる，などというときに有用な方法です．対象とする研究が先に説明したRCTなど信頼性の高いものであれば，メタ解析によって得られる結果も，より信頼性の高いものとなります．

　メタ解析の図は個別の研究結果が上から順に並べてあって，一番下にそれらを統合した結果が示されています．したがって，一番下だけ見ても結論はわかります．読み方には，大きく2通りあります．1つは，作業療法群と対照群の比較が反応者，非反応者の比率の「比」で表現されている場合ですが，差がないということが「1」に該当します（図11）．したがって，横棒（95％信頼区間）が，「1」のラインを含んでいれば有意差がないことになります．含んでなければ，有意差ありです．「1」のラインのどちらに行けば，どちらに効果があるのかは図に示されているはずです．ちなみに，この比というのは，オッズ比や相対危険度のことです．

　もう1つは，反応の程度の「差」で比較された場合ですが，差がないことは「0」に該当します（図12）．したがって，横棒（95％信頼区間）が「0」のラインを含んでいれば有意差がないことになります．含んでなければ，有意差ありです．「0」のラインのどちらに行けば，どちらに効果があるのかは図に示されているはずです．ちなみに，この差は効果サイズ（effect size）のこと

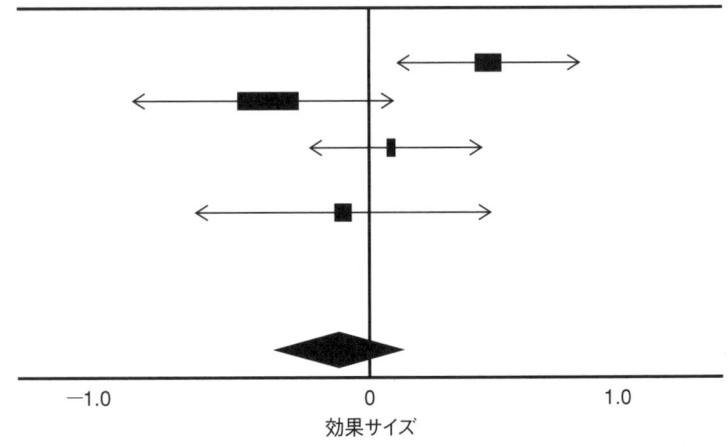

図12　メタ解析（効果サイズを指標とした場合）
効果サイズを指標としており，この場合は有意でない．

です。効果サイズは反応の平均値の差を標準偏差で割ったもので，標準化加重平均差と呼ばれることもあります。一般的に，効果サイズが0.2前後なら小さな効果，0.5前後ならば中等度の効果，0.8前後ならば大きな効果をあらわすとされています。

G 治療効果発現必要症例数（Number Needed to Treat ： NNT）

治療群での反応率から対照群での反応率を引くと，その治療により反応率がどの程度増加するかわかります。これを絶対ベネフィット増加（Absolute Benefit Increase：ABI）と呼びます。ABIの逆数をとったものがNNTで，当該治療を行うことで1名反応させるためには，何名を治療する必要があるかを示します。たとえば，「この胃薬は60％の改善率がある」と言われると，患者の6割がその胃薬によって改善するように思われます。しかし，プラセボ（偽薬）を投与しても50％改善しているかもしれません。この場合には，ABI＝60－50＝10％となります。この逆数は1/ABI＝1/0.1＝10です。これがNNTの値となります。すなわち，この胃薬を10名の患者に投与することにより，1名が改善することになります。もうひとつ例を出しましょう。通常の精神科治療により10％の患者が改善し，通常の精神科治療に作業療法を加えたものにより25％の患者が改善しました。この場合には，ABI＝25－10＝15％となります。この逆数は1/ABI＝1/0.15＝6.7です。これがNNTの値となります。すなわち，作業療法を6.7名の患者に併用することにより，1名が反応することになります。NNTは小さいほど，治療効果が大きいことをあらわします。一般的にNNTがひと桁であれば，臨床的に意味がありますがふた桁になると意味がないといわれています。

H 過誤

第一種過誤（タイプ1エラー，α過誤，偽陽性）は，帰無仮説が実際には真であるのに棄却してしまう過誤です。つまり，統計的に有意でないのに有意な差があると観測される場合に発生します。これは，過度に判断しすぎともいえます。第二種過誤（タイプ2エラー，β過誤，偽陰性）は，対立仮説が実際には真であるのに帰無仮説を採用してしまう過誤です。統計的に有意な差があるのにそれを観測できない場合に発生します。これは，見落としあるいは鈍感ともいえます。標本のサイズ（症例数）が多すぎると第一種過誤を起こしやすいし，少なすぎると第二種過誤を起こしやすいのです。

3 精神科作業療法の海外文献

A 運動

① 統合失調症患者における高度有酸素運動の効果：比較対照試験[6]

　統合失調症患者は，非定型抗精神病薬を服用することでメタボリック症候群が生じる危険性にさらされています。また，遺伝的に心血管系疾患を発症する危険性も有することがあります。さらに，統合失調症という疾患に関連して生活スタイルが崩れやすい状況にあります。これらの要因により，身体的健康が損なわれ，体重増加や肥満，高脂血症や2型糖尿病が生じ，心血管系疾患が発症する危険性が高まります。これらの危険因子は身体的健康のレベルと関係しており，有酸素運動によって改善可能かもしれませんが，統合失調症における身体的不健康が心血管系疾患に与える影響については，あまり考慮されていません。身体的健康が衰えることは，社会的復帰に繋がるリハビリテーションを持続できず，地域社会に適応していくために必要とされる生活スタイルを維持できないことにも繋がります。

　さて，効果的な有酸素運動は，統合失調症患者の心血管系疾患を予防し，機能や生活の質を改善する可能性があります。最大酸素摂取量で測定された身体的健康は，身体的活動レベルよりも心血管系疾患のリスクに関連しています。最大酸素摂取量が少しでも改善すると死亡率や心血管系疾患の罹患率が低下します。この効果はおそらく心血管系疾患の主要な危険因子が改善することによると考えられますが，身体的に活動的な人では心血管系疾患の危険因子が存在していても心血管系疾患による死亡率は低くなります。高度有酸素運動を4分間，4回繰り返すと，健常者や心血管系疾患患者，メタボリック症候群の患者においては，最大酸素摂取量が改善することが示されていま

---

6) Heggelund J, Nilsberg GE, Hofe J, et al.： Effects of high aerobic intensity training in patients with schizophrenia： a controlled trial. Nord J Psychiatry, 65： 269-275, 2011.

す。統合失調症を有する患者については，通常は低負荷の運動に関して検討されていますし，酸素摂取を調べた研究もありますが，正確に最大酸素摂取量を検討していません。

今回の研究の目的は，統合失調症患者における高度有酸素運動の効果を，コンピューターゲームを行う群との比較において検討することです。主要評価項目は，最大酸素摂取量の変化です。副次的評価項目は，心血管系疾患における他の危険因子に対する効果と統合失調症の症状に対する効果です。仮説としては，8週間の高度有酸素運動を24セッション行う中で80％以上参加した患者は，コンピューターゲームを同じ時間行った患者よりも主要評価項目において改善があるというものです。

a. 方　法

大学病院に入院中でICD-10の統合失調症もしくは妄想性障害に該当する38名の患者のうち，過去6ヵ月間抗精神病薬を変化させておらず，冠動脈疾患や慢性閉塞性肺疾患に罹患していた患者や同意の得られなかった患者などを除外した25名を対象としました。このうち，最初にエントリーした16名を高度有酸素運動群，その後にエントリーした9名をコンピューターゲーム群に，順に割り付けました。

高度有酸素運動群ではトレッドミルを用いて最大心拍数の85〜95％に上昇する負荷を4分かけたのちに最大心拍数の70％になるような負荷を3分かけ，これを4回繰り返しました。コンピューターゲーム群は同じ時間でテトリスを行いました。両群ともに，1週間に3回のセッションを8週間続けました。全体で24回のセッション中19回すなわち80％以上参加した患者を対象に解析しました。なお，精神症状の評価はPositive and Negative Syndrome Scale（PANSS：統合失調症の陽性症状，陰性症状，総合精神病理を測定する尺度），Calgary Depression Scale for Schizophrenia（CDSS：抑うつ状態を測定する尺度），36-item short form（SF-36：生活の質に関連した精神的健康や身体的健康を測定する尺度）を用いました。

b. 結　果

25名中6名が脱落したため，19名を対象に解析しました。高度有酸素運動群は12名，コンピューターゲーム群は7名でした。8週間の訓練後に，最大酸素摂取量は高度有酸素運動群で36.0から40.2mL/kg/分へ有意に増加しました

表6 トレッドミル最高負荷時での身体計測値

	高度有酸素運動群 (12名) 前	高度有酸素運動群 (12名) 後	コンピューターゲーム群 (7名) 前	コンピューターゲーム群 (7名) 後	介入前後差の群間比較 平均（95%信頼区間）
最大酸素摂取量（L／分）, 平均±標準偏差	1.11±0.08	1.12±0.06	1.10±0.10	1.12±0.10	0.00（−0.06 to 0.05）
最大酸素摂取量（mL／kg／分）, 平均±標準偏差	95.8±21.0	103.0±17.1	91.2±19.9	94.7±22.1	3.7（−6.5 to 13.9）
心拍数（回／分）, 平均±標準偏差	175±14	172±15	166±14	167±14	−4（−11 to 3）
全肺換気量（L／分）, 平均±標準偏差	36.0±7.4	40.2±6.6***	38.3±9.8	37.9±9.9	4.7（1.8 to 7.6）††
呼吸交換比, 平均±標準偏差	3.17±0.59	3.56±0.68***	3.03±0.51	3.09±0.57	0.33（0.07 to 0.58）†

S, 標準偏差；VO$_{2peak}$, 最大酸素摂取；HR, 心拍数；VE, 全肺換気量；RER, 呼吸交換比；CI, 信頼区間
***$p<0.001$, 介入前から介入後の値を引いた変化値
†$p<0.05$, ††$p<0.01$ 介入前から介入後を引いた変化値の群間差

表7 介入前後の精神症状と生活の質

	高強度有酸素運動群 (12名) 前	高強度有酸素運動群 (12名) 後	コンピューターゲーム群 (7名) 前	コンピューターゲーム群 (7名) 後	介入前後の群間比較 平均（95%信頼区間）
PANSS総点	74.7±20.9	73.3±24.3	63.4±20.4	61.4±18.9	2.4（−13.2 to 18.1）
陽性症状 総点, 平均±標準偏差	16.5±6.9	15.2±6.3	14.6±6.1	13.7±7.4	1.4（−1.7 to 4.5）
陰性症状 総点, 平均±標準偏差	20.3±8.2	23.1±10.0	15.9±10.3	15.3±9.8	3.3（−2.7 to 9.3）
総合精神病理 総点, 平均±標準偏差	37.8±10.3	35.0±10.7	33.0±7.2	32.4±7.2	−2.2（−10.7 to 6.4）
CDSS 総点, 平均±標準偏差	2.0±2.3	1.9±3.4	4.2±2.4	3.7±1.6	0.4（−1.6 to 2.4）
SF-36					
身体的健康, 平均±標準偏差	52.8±7.7	52.3±7.7	45.7±8.3	47.6±5.6	−2.4（−6.8 to 2.1）
精神的健康, 平均±標準偏差	45.8±10.2	44.9±10.9	44.5±10.5	47.7±2.2	−4.1（−13.9 to 5.8）

S, 標準偏差；PANSS, 陽性・陰性症状尺度；
CDSS, 統合失調症患者のためのカルガリーうつ病尺度；SF-36, 36項目の短縮版；CI, 信頼区間
2群間および群内において介入前から介入後を引いた値に有意差は認められなかった。

が，コンピューターゲーム群では 38.3 から 37.9mL/kg/分と変化を認めませんでした（**表 6**）。

また，両群ともに血圧や BMI，血糖値に有意な変化を認めませんでしたが，HDL コレステロールは高度有酸素運動群と比較してコンピューターゲーム群が有意に低下しました。精神症状に関しては，PANSS 得点，CDSS 得点，SF-36 得点いずれも両群ともに有意な変化を認めませんでした（**表 7**）。コンピューターゲーム群では，テトリスのパフォーマンスが向上し，達成されたラインの数が 10 から 83 へ有意に増加しました。

c. 考　察

今回の所見から，8 週間の高度有酸素運動が統合失調症患者においても最大酸素摂取量を有意に増加させますが，精神症状には効果がないということが示唆されます。

> **コメント**
>
> 筆者らも指摘していることですが，無作為割り付けになっていないところや症例数が少ないところがこの研究の限界でしょう。この結果が正しければ，あまり高度の運動負荷をかけても精神症状は改善しないということです。また，最大酸素消費量は増加しますが，この増加が対象となった患者において心血管系疾患のリスクを減少させるかどうかについては，この研究からはわかりません。

(2) 抑うつと不安のある患者への運動の効果[7]

抑うつと不安は運動不足に関係しており，抑うつと不安を持つ患者の特徴として，長らく運動不足が挙げられてきました。運動不足は単独で短命を予測する指標とされており，死亡の原因は運動量や運動頻度の減少が関与しているとされています。アメリカ等の多くの国で推奨される対策は WHO の推奨と似通っており，適度な強度の運動を少なくとも週 5 日，1 日 30 分行うこととしています。また，うつ病患者は健康人のみならず心臓疾患や高血圧といった一般的な身体疾患の患者よりも QOL が低いということも示されています。

---

7) Oeland A-M, Laessoe U, Olesen AV, et al.：Impact of exercise on patients with depression and anxiety. Nordi J Psychiatry, **64**；210-217, 2010.

そして，健康的でない生活を送ることによって死亡や疾病の危険性が増加することを理解しているか否かが，抑うつや不安を持つ患者と健常者との生活スタイルに差をつけているという報告もあります。いずれにせよ，運動の効果については異なる運動を比較し，十分な期間のフォローアップが検討されることが求められており，最近の研究からは十分な答は見出せていません。現段階では運動が抑うつや不安に効果があると結論づけることはできません。

本研究の目的は，抑うつや不安を有する患者が運動プログラムを通して，一般的な健康のために推奨される運動習慣のレベルに達することが可能かどうか，そして運動量を増やしてQOLも改善するかを検討することです。

a. 方 法

対象患者はデンマークの個人精神科クリニックと一般精神科病院に通院する患者です。無作為割り付けを行い，初期面接の後，介入群と対照群とに分けました。研究期間は32週間でした。開始から20週間は介入期間，その後はフォローアップ期間とし，期間中3回の面接を行いました。生活に関する質問等は初回面接時，20週目，32週目に行いました。研究期間の間，薬物療法や精神療法が行われていました。介入群は介入期間中，週2回の運動を行い，加えて介入期間中，週1回動機づけのために指導を行いました。

1回の運動はグループで行い90分でした。エアロビクスやウェイトリフティングも含まれました。エアロビクスは65～75％の心拍数で行うようにしました。30分のエアロビクスの後，エルゴメーターやトレッドミルといった機器を使用したサークルトレーニングを行いました。ウェイトリフティングでは，下肢，胸部，腹部，背部の筋トレを行いました。各運動は3回ずつ，8～10セット行いました。自宅でも少なくとも30分の運動を行ってもらい，運動強度は選べるようにしました。介入群は8ヵ月間の間フィットネスクラブを無料で使用できるように契約しました。対照群は介入期間中，およびフォローアップ期間中ともに運動指導を受けることはなく，薬物療法や精神療法といった普段の治療を継続しました。

患者は精神疾患を初発で，ICD-10に沿って診断され，パニック障害，全般性不安障害，軽度もしくは中等度の抑うつ，軽度もしくは中等度のうつ病の患者でした。HAM-Aで15～30，HAM-Dで13～24の範囲の者が参加していました。除外基準は，BMI＞35，18歳未満，物質乱用者，デンマーク語のコミュニケーションが取れない者としました。

b. 結　果

　2005年4月〜2007年3月までに109名がエントリーし，介入群27名，対照群21名となりました。途中で中断した者は，介入群12名，対照群8名でした。両群において性，年齢，疾患，BMI，重症度，運動能力，血中酸素濃度，服薬量の有意差は認められませんでしたが，QOLについては有意差がありました。対照群では，32週後，週60分の運動量が減少しました。介入群は，介入期間中は週120分の運動量が増加しましたが，フォローアップ期間には週115分の運動量が減少しました。介入期間中の運動量は両群の間で有意差がありました。血中酸素濃度は介入群で有意な増加をし，介入期間から32週後まで持続しました。対照群の血中酸素濃度はフォローアップ期間に有意な増加をし，群間の有意差は32週後には消失しました。QOLは両群ともに32週間で増加し，増加率は群内で有意差がありましたが，群間の比較では有意差はありませんでした。抑うつや不安の重症度の減少は両群にありましたが，群間の有意差はありませんでした。研究期間中，下肢筋の伸縮性の向上が両群内であり，介入群においては有意差がありました。群間では有意差がありませんでした。上肢筋の向上が両群で有意差がありました。群間でもわずかですが有意差がありました。

c. 考　察

　抑うつや不安を有する患者は罹患中であっても，運動習慣や血中酸素濃度を改善させる可能性が示唆されます。運動の改善は指導者の導入によるとも言えますので，参加者自身のみで行う群を設定することが望ましいと考えられます。エアロビクスのみなど個別の運動介入による改善報告はありますが，この研究では複数組み合わせました。その結果，様々な種類を提供できましたが，個々の運動時間が少なくなりました。参加率は周囲の人，主治医や家族などの影響を考慮する必要がありそうですし，評価の評価者間一致率も考慮する必要があります。

コメント

　対照群を設定し，患者群に対する効果を検討している研究です。血中酸素濃度の改善はあったとしながらも，対照群でも改善を認める項目が多く，結果の解釈には慎重になる必要があります。また，除外者，棄権者が多く，最終的な対象人数が少ないことも考慮しなければなりません。

> 運動の効果を持続させるためには,継続が必要であり,運動のアドヒアランスを高めるためには周囲の支え,勧め等も重要になるということはいえるでしょう。QOLに運動の効果を発揮させるために必要な運動量や運動頻度については本論文からは明らかにできません。

③ うつ病者への運動効果:系統的レビューとメタ解析[8]

成人のうつ病の有病率は3〜5%とされており,欧米では17%ともされています。WHOによると単極性うつ病は健康的な生活を脅かす期間が4番目に長く,うつ病の期間は人生の12%にも及ぶとしています。治療へのアドヒアランスも低く,治療開始から6〜8週間での治療中断率は12〜40%に上るといいます。そのため,運動のような代替療法や相補的治療を用いた研究への関心が高くなっています。うつ病に対する運動効果のメカニズムとしては,神経細胞の増加やセロトニンの増加といった生物学的な変化が関与しているという報告や,他者の称賛から自己効力感を高めるという,運動以外による効果が影響しているという報告など様々です。このような背景のもとで,2001年以降抗うつ効果に関する5つの系統的レビューやメタ解析がなされていますが,そのうち2編は方法上の限界から運動の抗うつ効果があるとは結論できないものでした。これらに含まれる研究には,自記式質問紙によりうつ病診断がなされているものがあったり,対象がうつ病に絞られていなかったり,運動群に対して対照群を設定し両群間で無作為割り付けを行っていなかったり,うつ病に対する運動効果を明確にしえない要素を多く含んでいました。そこで,うつ病患者へ運動を推奨すべきかどうか検討するため,構造化された評価法で臨床医によりうつ病と診断された患者に対する運動効果について系統的レビューとメタ解析(これらの言葉については第2章を参照のこと)を実施しました。

a. 方 法

MEDLINE,Embase,PsycINFO,CINAHL,Cochrane Controlled Trials Register,MeSHの検索システムを使用し,検索語にはdepression(うつ病),

---

8) Krogh J, Nordentoft M, Sterne JAC, et al.: The effect of exercise in Clinically Depressed Adults: Systematic Review and Meta-analysis of Randomized Controlled Trials. J Clin Psychiatry, 72; 529-538, 2011.

depressive disorder and exercise（うつ病と運動），aerobic（有酸素運動），non-aerobic（非有酸素運動），physical activity（身体活動），physical fitness（身体健康），walk（歩行），jog（ジョギング），run（走行），bicycling（自転車），swim（水泳），strength（伸張），resistance（抵抗）という言葉を用いました。必要があれば，当該論文の筆者に連絡し，追加研究に関する情報も得ました。未出版の研究で，試験を登録しているウェブサイト，（www.controlled-trials.com，www.clinicaltrials.gov）についても検索しました。ハンドサーチでの調査も行いました。調査期間は2008年12月までとしました（図13）。

　患者を無作為抽出していること，かつ，構造化された評価法でうつ病と診断された患者のみを対象としていることを満たす文献に絞ると4編のみになったため，診断基準に則った診断を行った文献も含めることとしました。そして，運動療法群と対照群の設定をしており，うつ病またはうつ症状がある患者で18歳以上の者を対象とした文献を選択しました。さらに，運動以外の群を設定しない文献や運動の実施前後しか評価を行っていない文献は除外しました。文献によっては複数の尺度で症状を評価していることがあり，その場合には最も主要な評価結果を抽出しました。また，設定が厳しく対象者が少ない文献，設定が緩すぎる文献も除外しました。加えて，対象者数，群への配分方法，ITT分析（intention-to-treat analysis：脱落者も逸脱者も除外せずに，すべての対象者を当初割り当てられた群に含めて分析する方法），盲検法，結果の妥当性について検討することで研究の質を調査しました。ITT分析については，全対象患者が無作為に割り当てられた群において解析された場合にITT分析を使用していると判断しました。治療を開始した患者のみ，もしくは治療完結したもののみを分析している場合はITT分析とみなしませんでした。不明な点は各論文の筆者に連絡を取って確認し，情報を追加することもありました。

　統計に際し，すべての研究をメタ解析に含めるために，個々の研究に対して標準化平均差（SMD）を推計しました。SMDは，平均値の差を標準偏差で除して標準化したもので，この場合は運動療法群と対照群の間でうつ症状評価点の平均値を標準偏差で除したものです。SMDは効果サイズ（effect size）とみなされ，慣例として0.2〜0.5未満は効果サイズが小さく，0.5〜0.8未満は中等度，0.8以上は効果サイズが大きいとされます。結果の中には，SMDの計算できる連続変数だけではなく離散変数もあるために，オッズ比も検討しました。

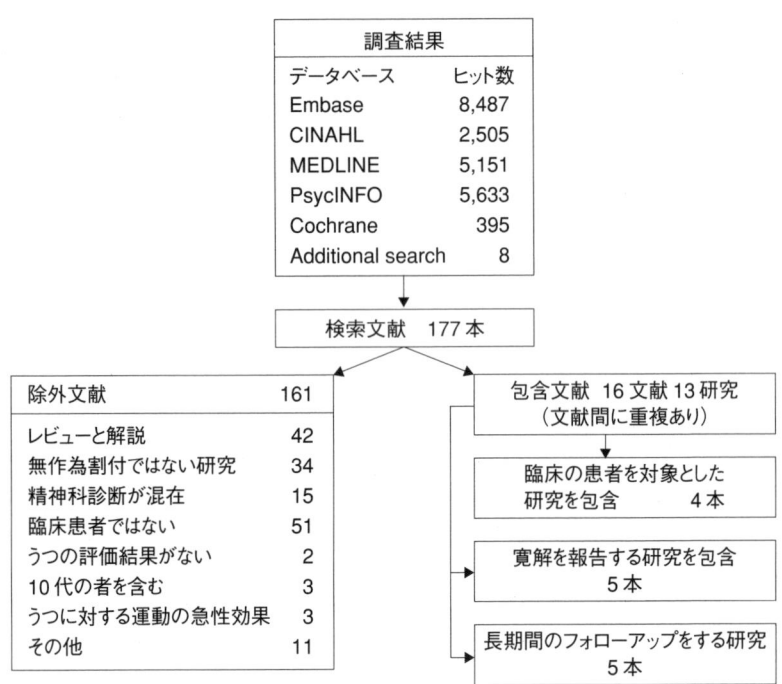

図13 研究選択手順

b. 結 果

　文献の数として16編が抽出され，これは13の研究を含み，687名の対象者となりました。

　13研究の介入方法は9がエアロビクス，3はエアロビクス以外，1は両方を組み合わせたものでした．全体として，運動頻度の平均は週3回，平均期間は10週間でした．実施形態は9が集団で，4は個別でした．1は重度うつ病を対象とし，他は軽度うつ病を対象としており，女性が多くを占めました．13研究のうち8は割り付けの隠蔽は十分であり，6は盲検法によるもの，5はITT分析でした．7は盲検法ではありませんでした．

　13編全体のメタ解析の結果は，運動がうつを改善するというものでした（図14）．

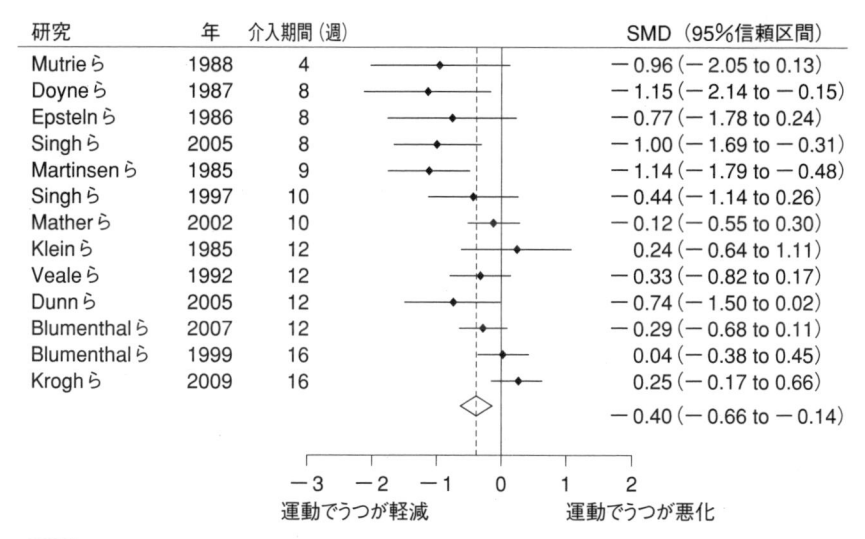

研究	年	介入期間（週）	SMD（95%信頼区間）
Mutrieら	1988	4	−0.96（−2.05 to 0.13）
Doyneら	1987	8	−1.15（−2.14 to −0.15）
Epstelnら	1986	8	−0.77（−1.78 to 0.24）
Singhら	2005	8	−1.00（−1.69 to −0.31）
Martinsenら	1985	9	−1.14（−1.79 to −0.48）
Singhら	1997	10	−0.44（−1.14 to 0.26）
Matherら	2002	10	−0.12（−0.55 to 0.30）
Kleinら	1985	12	0.24（−0.64 to 1.11）
Vealeら	1992	12	−0.33（−0.82 to 0.17）
Dunnら	2005	12	−0.74（−1.50 to 0.02）
Blumenthalら	2007	12	−0.29（−0.68 to 0.11）
Blumenthalら	1999	16	0.04（−0.38 to 0.45）
Kroghら	2009	16	0.25（−0.17 to 0.66）
			−0.40（−0.66 to −0.14）

運動でうつが軽減　　　運動でうつが悪化

図14 うつ病と診断された患者における運動効果を評価した，無作為抽出試験のメタ解析

略語：SMD＝標準化平均差

c. 考　察

本研究の結果から，うつ病患者に対し運動は抗うつ効果を発揮すること，特に10週未満の運動は有効性が高いということが示唆されました。

コメント

このメタ解析ではうつ病に対する運動効果があるということになりますが，さらに研究を蓄積する必要があります。我々は，メタ解析における解析方法について，理解する必要があります。

B ヨガ

④ 統合失調症患者に対するヨガの付加的治療：
無作為割り付け・比較対照・予備的試験[9]

　統合失調症は重篤な精神疾患の1つです。統合失調症患者の異種性や病態生理が解明されていないこと，薬物療法で十分な改善が得られないことは，すべて統合失調症治療の不十分さを明らかにし，さらに治療が改善されることを要請しています。さらに問題なのは，統合失調症患者の生活の質が低いことです。向精神薬，特に抗精神病薬は運動障害やメタボリック症候群を含む副作用を生じ，時にそれは深刻なものとなります。それらの副作用はほとんど改善せず，無気力，感情鈍麻，自発性低下，意欲低下など統合失調症の陰性症状をさらに悪化させることに繋がります。統合失調症患者の30〜40％が治療抵抗性であるという見積もりがあります。治療抵抗性は自然と多剤併用を導くことになりますが，多剤を併用する科学的根拠はなく，効果的でもありません。このような背景から，精神科入院患者に代替医療や補充医療を行う動きが広がっています。

　ヨガは心血管疾患やインスリン抵抗性の症候群に効果が示されており，これらは統合失調症患者がしばしば合併する疾患です。また，ストレスは精神病症状を引き起こし，増悪させることが知られており，統合失調症患者においても不安を軽減しコーピングを改善する介入は症状改善の役に立つことが知られています。いくつかの最近の研究では，ヨガが緊張や不安，うつや怒りを軽減したという報告がなされています。

　このような背景から，精神病院に入院中の統合失調症患者に8週間のヨガを行うことが精神症状や生活の質にどのような効果をもたらすかを検討することがこの研究の目的です。

a. 方　法

　対象は6ヵ月以上入院していた統合失調症患者であり，無作為にヨガ群10名（女性4名，男性6名，平均年齢37.4歳），対照群8名（予約リストへ登録

---

9) Visceglia E, Lewis S : Yoga therapy as an adjunctive treatment for schizophrenia : a randomized, controlled pilot study. Journal of Alternative and Complementary Medicine, 17 ; 601-607, 2011.

するだけで実際にはヨガはしない群）8名（女性2名，男性6名，平均年齢48.1歳）に割り付けられました．ヨガ群の5名と対照群の4名は人格障害を合併していました．精神症状の評価はPANSSを用い，生活の質はWorld Health Organization Quality of Life Brief Questionnaire（WHO-QOL-BREF）を用い，介入前後の2回評価しました．評価者には患者がヨガ群であるか対照群であるか知らせないようにしましたが，患者は自分がヨガをしていることは知っていましたので一重盲検試験となります．

b. 結　果

介入前にはPANSSとWHO-QOL-BREFいずれの得点にも両群間で有意差は認められませんでした．8週間の介入が終了後に，再度これらの尺度を用いてそれぞれの患者ごとに評価を行い，介入後の得点から介入前の得点を差し引くことにより改善度を算出しました（表8）．その結果，PANSS総得点の平均改善度（値が負なら効果あり）はヨガ群−25.2点，対照群1.1点と両群間に有意差があり，下位尺度では陽性症状得点，陰性症状得点，総合精神病理尺度，無気力，賦活症状，被害妄想，うつでも有意に改善しましたが，思考障害には有意な改善はありませんでした．WHO-QOL-BREF得点の平均改善度

表8　介入前後の得点変化の分析

	平均差—ヨガ群	平均差—対照群	t値	p値
PANSS				
陽性症状	−5.90±4.36	−0.63±4.10	−2.64	0.02
陰性症状	−6.00±4.59	0.00±3.78	−3.04	0.01
総合精神症理	−13.30±7.54	1.75±9.16	−3.74	0.00
無気力	−3.20±2.78	0.38±3.50	−2.35	0.03
思考障害	−3.00±2.87	−1.75±2.49	−0.99	0.34
賦活症状	−3.00±3.27	0.13±2.53	−2.29	0.04
被害妄想	−3.10±3.54	1.75±3.54	−2.89	0.01
うつ	−3.60±4.12	1.63±4.27	−2.62	0.02
PANSS総得点	−25.20±11.24	1.13±12.98	−4.54	0.00
WHOQOL-BREF				
領域1—身体的健康	11.30±11.09	−6.25±18.35	2.38	0.04
領域2—心理的健康	22.50±21.80	−5.63±19.52	2.88	0.01
領域3—社会的関係	23.10±26.05	8.63±10.53	1.60	0.13
領域4—環境	3.70±23.37	−3.88±25.15	0.66	0.52

YT, ヨガ療法群；WL, 対照群；PANSS, 陽性・陰性症状尺度；WHOQOL-BREF, WHOQOL簡易版

(値が正なら効果あり)は身体領域でヨガ群11.3点,対照群－6.3,心理領域でヨガ群22.5点,対照群－5.6と両群間に有意差を認めましたが,対人関係や環境に関しては有意差を認めませんでした.

c. 考　察

今回の所見から,統合失調症の入院患者に8週間のヨガを施行しますと,精神症状や生活の質が改善することが示唆されます.ヨガの作用機序としては,自律神経に対する効果が考えられます.

コメント

筆者らも指摘しているように,統合失調症の根本的な治療はなく,薬物の効果も限定的なので,どうしても薬物を重ねてしまい多剤併用療法になりがちです.その結果,種々の副作用が生じ,生活の質もさらに低下することになります.このような状況において,ヨガを薬物療法に用いることが有用かどうかを検討したのがこの研究です.結果としては,思考障害には奏効しなかったものの,ほとんどの精神症状に改善をもたらし,生活の質も向上させることができました.しかしながら,症例数が少ないこと,ほぼ半数に人格障害を合併していること,さらに二重盲検試験ではないためバイアスがかかりやすいことが考えられます.したがって,この研究はあくまで予備的なものと位置付けるべきであり,今後は人格障害を伴わない多数の統合失調症患者を対象とした研究が必要であるといえます.また,ヨガの作用機序に関しても呼吸法なのか,身体運動なのか,あるいは両方なのか,そして本当に自律神経を介しているのか,科学的な検討が必要になってくるでしょう.

⑤ **主な精神障害に対する補完的な治療としてのヨガの効果：メタ解析**[10]

薬物療法と精神療法は西洋の精神医学で用いられる第一選択の治療法ですが,その効果は限定されています.一方で,精神的な要素を含む生物・心

---

10) Cabral P, Meyer HB, Ames D：Effectiveness of Yoga therapy as a complementary treatment for major psychiatric disorders：a meta-analysis. Prim Care Companion CNS Disord, 13；PCC.10r01068, 2011.

理・社会的アプローチが精神病の治療法として拡大してきています。この広範囲なアプローチの一端をヨガは担っています。薬物療法単独での効果が限定的となる理由として副作用の存在があり，特に肥満のような代謝に関する副作用は大きな障害となります。筆者らは，体重増加に対応する方法を見出すと同時に不安や抑うつ症状を軽減させるような補助的治療法としてヨガを取り上げてきました。

そもそもヨガは古代ヒンドゥーが実践するもので，その潜在的な治療的効果が近年になって西洋で文書化されるようになってきたものです。うつや不安に対する効果を実証する報告は増えています。ヨガが治療的効果を及ぼす機序は，自律神経系の変調，特に交感神経の活動性の低下と同時に，拮抗する神経筋システムの興奮と辺縁系システムへの刺激があるとされています。また，ヨガの中のスダルシャンヨガは副交感神経の働きを高めるなどして鎮静させ，ストレス反応のシステムを抑え，コルチゾールのようなホルモンの神経内分泌も抑える機序があるという報告があります。またヨガの構成要素の1つである瞑想の最中のMRIの結果から，注意や自律神経の調整に関与しているとされる脳部位の賦活が認められたという報告や，左側の前頭葉が有意に活性化したという報告もあります。一方で，ヨガに含まれる瞑想は，ドパミンを増やし，精神病を悪化させるという報告もいくつか存在しますが，さらなる検証が必要と考えられます。

今回のメタ解析の目的は，統合失調症，うつ病，不安障害，PTSDといった精神障害者に対する補完的治療としてヨガの効果を示すことです。

a. 方法

文献検索はPubMed/MEDLINE, Cochrane Control Trials Register, Google Scholar, EBSCOで行いました。翻訳に関する問題を避けるため，英語文献に限定しました。出版，未出版に関わらず，比較対照群を設定しヨガ群との間で被験者を両群に無作為割り付けをした文献を検索し，年代は設定しませんでした。検索語は，yoga for schizophrenia（統合失調症に対するヨガ），yoga for depression（うつ病に対するヨガ），yoga for anxiety（不安障害に対するヨガ），yoga for PTSD（PTSDに対するヨガ），yoga therapy（ヨガ療法），yoga for psychiatric disorders（精神疾患に対するヨガ），complementary treatment（補完療法），efficacy of yoga therapy（ヨガ療法の効果）としました。

除外基準は，情報が不十分，不適当な統計，ヨガが中心的な要素・介入で

はない，対象の診断・症状が明確でない，英語文献でない，対照群がない，以上6点としました。

b. 結 果

　38編の文献のうち，10編が適切と判断され，メタ解析の対象となりました。患者数は全体で343名でした（ヨガ群186名，対照群157名）。介入期間の平均は7.7週間で最短は2週間でした。数種のヨガ（ハタヨガ，アイアンガーヨガ，スダルシャンクリヤヨガ，統合もしくは代替したヨガ，瞑想）が含まれていました。不安障害とうつ病に対する文献が多く，PTSD，統合失調症に対する文献が1編ずつありました。

　さて，出版バイアスは出版されている研究に良好な結果が現れやすくなる現象で，そもそも効果がなかった報告よりも効果があったという報告が雑誌に受理されやすいという一般的な現象に加え，早い時期に出版された研究や高いインパクトファクターの雑誌に掲載された研究は有利となる傾向も影響しています。それ故，雑誌に出版された研究に限定された結果は，このような出版バイアスによりゆがめられた文献収集をもたらし，ひいてはメタ解析の結果に誤解を招く恐れがあります。

　ファンネルプロット（漏斗図）は研究サイズに対する効果サイズの散布図であり，出版バイアスを視覚的に提示することを目的としています。縦軸を被験者の数，横軸を効果サイズとして，収集した文献をすべてプロットしていくと考えます。大規模研究は被験者が多く，効果サイズも真の値に近づきますので，グラフの上の方で，真の効果サイズの付近にプロットされます。小規模研究は被験者が少なく，効果サイズも真の値から左右に大きく外れる可能性が高いので，グラフの下の方で，真の値から左右に大きくはずれたところでプロットされます。中規模研究では，大規模と小規模の中間のところへプロットされるはずです。収集した研究に出版バイアスのない場合，プロットは漏斗をひっくり返したような左右対称の逆三角形に見えるはずです。逆に出版バイアスがある場合には，左右対称にはならず，どちらか片側にプロットが集中します。

　このメタ解析で示されたファンネルプロットは出版バイアスがあることを示していました（図15）。出版バイアスを定量化し明確にするために様々な統計手法がなされました。Trim and fill methodは解析から漏れた研究を推測して補てんするものです。つまり，欠けている研究があるものとして解析に

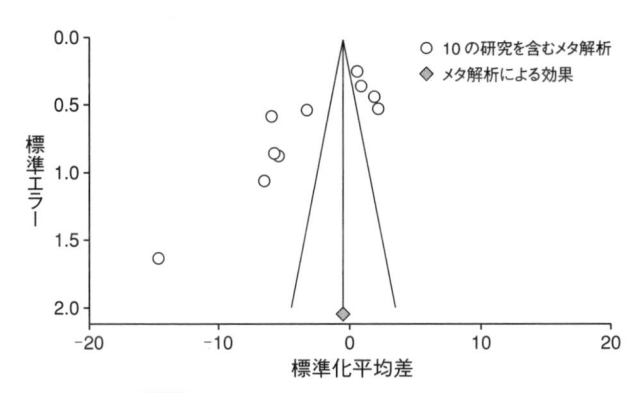

図15 標準誤差のファンネルプロット

ファンネルプロットは非対称であり，左側に研究数が多く示され，右側は殆どありません。出版バイアスがあることを意味しています。

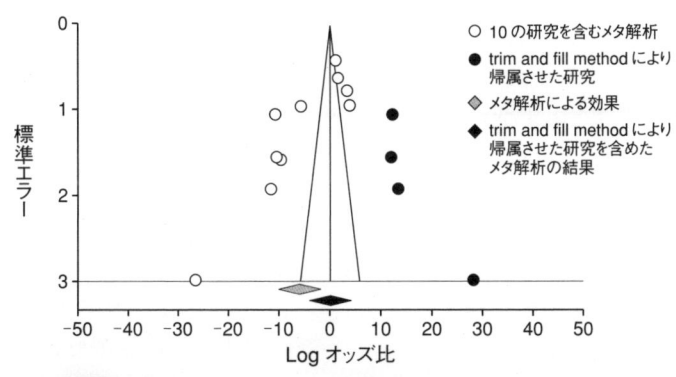

図16 対数オッズ比による標準誤差のファンネルプロット

trim and fill methodは，欠けている研究を補てんすることで，出版バイアスがない場合に効果がどのように変わるかを示すものです。補てんした結果，有意差はなくなります。

加え，統合効果を再計算します。初めは非対称となっている研究を調整し，ファンネルプロットの左側のプロットを対称に（右側に）配置します。この方法は変量効果モデルを基に欠けている研究を探索し，それを右側に配置します。この方法を使用することで想定される全研究を網羅していることを示します（図16）。

c. 考 察

ヨガは精神障害者に有効な補完的治療であり，薬物療法や精神療法では扱われない症状を改善させる可能性があります．ヨガの呼吸法は不安障害やPTSDを治療する上で最も重要な構成要素となりえます．今回はメタ解析で使用できるような特定の症状に対する評価を見出せなかった事が解析の限界として挙げられます．また，ヨガの種類による効果の違いについても検討ができきませんでした．ヨガの研究についてはまだ検討段階にあり，現在多くの研究が進行中です．

コメント

解析に際してバイアスの検討に様々な方法を適応しており，解析方法として参考にできます．しかし一方で，メタ解析は行っているものの，無作為割り付け・比較対象試験の文献が少なく，充分な効果として明示できない面があります．また，筆者が述べるようにヨガが有効的な症状，疾患，またヨガの内容による違いなど検討課題は多いといえるでしょう．図16から明らかなように，対象とした10の研究のメタ解析では有意な効果になりますが，4つの研究を補てんすると有意性は消失しました．したがって，ヨガについてはまだ検討の余地があります．

C 芸術療法

⑥ 統合失調症患者に対する付加的療法としての集団芸術療法：多施設実践的無作為割り付け試験[11]

統合失調症は重篤な精神疾患であり，100名に1名の有病率です．幻覚や妄想などの陽性症状に加え，多くの患者が意欲低下や自発性低下，注意力低下などいわゆる陰性症状を経験しています．抗精神病薬による治療は統合失調症の陽性症状を軽減し再燃の危険性を低下させますが，陰性症状にはほとんど効果がありません．心理社会的介入と薬物療法の併用が統合失調症患者の健康や社会復帰をさらに改善するために行われ，いくつかの介入は効果的で

---

11) Mike J Crawford, Helen Killaspy, Thomas RE Barnes, et al.：MATISSE project team：Group art therapy as an adjunctive treatment for people with schizophrenia：multicenter pragmatic randomized trial. BMJ, 344 ; e846, 2012.

あることが示されています。創造的活動に関与することが健康を改善する可能性についてしばしば議論されているものの，ほとんど検証されていないのが現状です。統合失調症のような重篤な精神疾患について芸術療法は他の治療と比較して効果があるという主張がなされています。

a. 方　法

　今回の研究，すなわちMATISSE（Multicenter study of Art Therapy In Schizophrenia：Systematic Evaluation）study（注：フランスの画家であるアンリ・マティスHenri Matisseの名前を冠していると考えられる）においては，標準的治療＋集団芸術療法（集団芸術療法追加群），標準的治療＋活動療法（活動療法追加群），標準的治療のみの3群を設定し，統合失調症患者を無作為に3群に割り付けて，1年間それぞれの治療を加えたのちに，さらに1年間経過を追いました。

　集団芸術療法は，毎週90分のセッションを平均12ヵ月継続しました。英国芸術療法学会の推薦により自己表現を促進し，情緒的健康を改善し，対人関係機能を改善することを目的としました。芸術療法家は，患者に対して広く芸術の素材を提供しそれらを自己表現のために使用するように促しました。芸術療法家は支持的に接し，けっして精神療法的な解釈を提供しませんでした。このような枠組みの中で，必要に応じて状況が許せば患者個人個人に適切と考えられる特別な治療的介入も行いました。

　活動療法は，やはり毎週の開催で平均12ヵ月継続しました。ファシリテーターは参加者に対して，ボードゲームやDVDの鑑賞と感想会への参加，カフェにお茶を飲みに行くことなどを勧め，芸術的な素材への接触を禁じました。ファシリテーターは参加者の考えや感情に深入りすることなく，精神療法的接近もしませんでした。

　主要評価項目は，24ヵ月時点でのGlobal Assessment of Functioning Scale（GAF scale）とPositive and Negative Syndrome Scale（PANSS）であり，副次的評価項目は，12ヵ月時点でのGAF得点とPANSS得点および12ヵ月後と24ヵ月後に評価した出席率や社会機能質問紙で測定した社会機能，Morisky scaleで測定したアドヒアランス，client satisfaction questionnaireで評価した満足度，general wellbeing scaleで評価した精神的健康度，EQ-5Dで測定した生活の質を行いました。

b. 結　果

649名のうち417名（64％）が無作為に割り付けられ，361名（87％）が12ヵ月フォローされ，355名（85％）が24ヵ月フォローされました。参加者の平均年齢は41歳で，平均罹病期間は17年でした。15名を除いてすべての患者は抗精神病薬の投与を受けており，134名は無作為割り付け前1年以内に入院していました。脱落率も脱落の理由も3群間で似通っていました。集団芸術療法追加群の方が活動療法群よりも出席率が有意に良いものでした。しかし，主要評価項目では3群間に有意差を認めませんでした。副次的評価項目においても3群間で有意差を認めない指標が多かったですが，PANSSの陽性症状得点は12ヵ月後も24ヵ月後も活動療法追加群の方が集団芸術療法群よりも有意に良い結果となりました。

c. 考　察

今回の研究の結果から，集団芸術療法を統合失調症患者に行っても，全般機能や精神的健康の改善は期待できないことが示唆されます。

コメント

芸術療法を精力的に行っている治療者には落胆する内容です。この研究の対象者を，芸術に対して嗜好性のある群とない群に分けて，治療効果を比較するなど，subclass analysis（下位解析：細かく分類して解析を加えること）が必要かもしれません。

⑦ 高齢者に対する書道療法の認知的効果：
　　　　　　香港での無作為割り付け，比較対照試験[12]

中国の書道は，絡み合うダイナミックな工程において心，身体，性格の統合が求められます。その中には，描写の視覚的認知や空間構成，認知的計画，独特な描写配置に続ける筆運びなどがあります。中国書道の経験的な研究は，書家の表現方法や芸術的な評価方法に主に焦点を当ててきました。最近では，書道の臨床的な研究も見受けられるようになってきており，書道は行動や精

---

12) Kwok TCY, Bai X, Kao HSR, et al.：Cognitive effects of calligraphy therapy for older people：a randomized controlled trial in Hong Kong. Clinical Interventions in Aging, 6；269-273, 2011.

神障害を改善させる治療として用いられることもあります。また，高血圧や2型糖尿病のような他の疾患についても治療的効果があるとして用いられることもあります。さらに，書道活動は注意力や集中力を鍛練し，感情の安定や緊張緩和に繋がる可能性があるという示唆もあります。たとえば，書道によりアルツハイマー病の人々が空間認識，視覚的注意力，写実的な記憶を高めることができたという報告があります。同様に，晩年において，書道を含む知的な余暇活動が認知力悪化を防ぐ可能性があるという報告もあります。

さて，認知力低下は最も一般的な加齢変化の1つです。軽い認知障害は挫折感覚や生活の満足度低下，認知症に繋がる可能性があるため，高齢者の認知機能悪化を遅らせ認知機能を改善できる効果的な非薬物的な介入が求められています。薬物療法を含む認知症治療の有効性は通常は短く，有効性が認められないこともあり，患者に経済的負担を強いることになる場合もある一方で，書道は認知力悪化防止となり得ます。

このような背景から，軽度認知機能障害がある高齢の香港の華人を対象に，書道の認知的効果を研究するため，無作為割り付け・比較対照の予備的試験を開始しました。研究内容は認知症予防の効果的な非薬物療法の1つとしてみなすことができるかどうか，また香港の地域や施設でのルーチンプログラムとして取り入れることが可能かどうかを調べるものです。

a. 方法

対象者は施設入所中の31人の高齢の中国人です。全員が70歳以上であり，Chinese version of the Mini-Mental State Examination（CMMSE）は20～25点で認知障害がある者です。盲者，失語症，行動障害の者は除外しました。無作為に書道介入群（14名）と対照群（17名）とに割り付けました。一重盲検試験であり，認知機能評価は書道の前後で行われました。研究期間中，対照群にはいかなる訓練活動もなされませんでした。書道介入群には訓練を受けた研究補助者によって静かな部屋で書道の練習がなされました。1日1回30分で週5回，8週間連続して実施しました。形式は古典的な書のスタイルが掲載されている書道の本から無作為に文字を抽出して書くというものでした。

b. 結果

両群において性，年齢，教育歴，認知機能に介入前に有意差はありませんでした。認知機能はCMMSEとChinese version of Mattis Dementia Rating

Scale（CDRS）で評価しました。CMMSEスコアの反復測定分散分析では、時間の主効果を認めましたが、介入の主効果を認めませんでした。しかし、時間と介入の交互作用は有意であり、書道を繰り返すことでCMMSEが有意に改善することが示されました。さらに、対応のあるt検定では、対照群では認知機能全体として有意に低下しましたが、書道介入群では有意に改善しました。特に、見当識、記憶、注意と計算、言語の4領域に分けると、対照群では見当識が有意に低下しましたが、書道介入群では見当識が有意に改善しました。さらに、対照群では記憶と言語に変化なく注意と計算では有意ではない改善があり、書道介入群でも記憶、注意と計算、言語の領域で改善がありましたが、統計的な有意差はありませんでした。

c. 考　察

　今回の結果から2ヵ月間集中的に書道を行うことで高齢者の有意な認知機能改善効果があるといえます。しかし書道前後での記憶と言語の変化に統計的な有意差はなく、値としては小さいものです。他方、今回の結果は書道が空間認識力を強化するということを支持する結果となっています。よって、高齢者の認知機能の維持に役立つかもしれません。

　研究の限界として2つ考えられます。第1に対象者が少ないために一般化するには注意が必要であること、第2に用いた評価尺度が少なかったために幅広い効果を捉えることができなかったことです。

コメント

　書道により認知機能の改善を認めたものの、その変化は小さいものでした。一方で反復して行うことで認知機能を維持、向上することができる可能性があるといえるでしょう。症例数が少ないこと、二重盲検試験ではないためバイアスがかかりやすいことが考えられ、本研究はあくまで予備的なものと位置付けるべきと考えます。今後は、筆者らも指摘しているように認知機能の変化が有意なものとなるのか、効果が消失するのか症例数を増やして検討する必要があるでしょう。また、認知機能以外の効果も認められるのかどうかも評価方法を増やして検討する必要があります。さらに、写経のような中国式の書道形式のみならず、独創的な書体を書くなどの実施形態によっても違いがあるのかどうか検討を要すると考えられます。

⑧ うつ病に対する個人音楽療法：無作為割り付け・対照比較試験[13]

フィンランドにおいて就労不能の主要な理由としてうつ病が挙がっており，人口の5～6.5％が罹患しているとされます。治療は薬物療法とカウンセリングの組み合わせが多く，精神療法にも有効性が見出されています。しかし，言語的な治療法は一部の患者には不十分であったり，難しかったりします。それ故，音楽療法のような言語を要しない治療法が代替療法として用いられることもあります。音楽は1つの表現手法であり，情緒に触れ，他者との関係性を発達させる手段の1つです。自由に即興することは，特殊な音楽療法の技法ですが，自己投影と自由連想の手段として情緒的な記憶や表象にアクセスすることを可能にします。最近ではRCTやコクランの系統的レビューおよびメタ解析により重度の精神障害者に対する音楽療法の用量・反応関係についての検討がなされ，うつ病患者への治療として有用だという結果が出ています。しかし一方で，臨床的な理論や音楽療法の作用機序に関してもっと焦点をあて方法論的にも優れた研究は未だ乏しいのが現状です。

本研究では，即興的でかつ精神力学的音楽療法という理論に基づいた方法に焦点を当て，社会経済的に有意義な労働年齢に限って研究しました。

a. 方 法

対象は単極性うつ病で，18歳～50歳の79名です。診断に際してはICD-10，DSM-Ⅲ-TRを用いました。服薬状況，音楽技量，音楽に関する背景については不問としました。除外基準は，反復性の自殺企図や精神症状悪化がある者，急性もしくは重度の物質乱用がある者，言語交流に支障をきたす程のうつ症状がある者，フィンランド語が劣る者としました。実施場所は音楽療法の研究と訓練を目的とした大学施設内であり，2008年2月～2009年4月まで実施しました。研究離脱は個人の自由としました。

これらの患者を音楽療法群と対照群に無作為に割り付けました。評価は開始前のベースラインと，介入後の3ヵ月後，更に開始から6ヵ月後（終了から3ヵ月後）にも行いました。評価は割り付けを知らない者が行いました。評価尺度はMontgomery-Åsberg Depression Rating Scale（MADRS；10項目からなり，得点範囲は0～60点），Hospital Anxiety and Depression Scale-A

---

13) Erkkilä J, Punkanen M, Fachner J, et al.：Individual music therapy for depression：randomised controlled trial. British Journal of Psychiatry, 199；132-139, 2011.

(HADS), Global Assessment of Functioning (GAF), RAND-36 (QOL評価), Toronto Alexithymia Scale (TAS-20), 脳波を使用しました. 主要評価項目は, MADRS得点としました. 副次評価項目は, HADS-A, GAF, RAND-36, TAS-20としました. 治療反応性は50％以上MADRS得点が減少することをもって反応ありとしました.

両群の対象者は共に精神療法や薬物療法を並行して受療していました. 音楽療法では音楽体験や治療的な変化を目的とした療者との関係性が用いられました. 具体的内容は, 音楽聴取, 演奏, 歌唱, 自由即興, 言語表現でした. これらの方法は即興性と論議性の相互作用を基に, 精神力動的音楽療法の論理に沿ったものでした. そのため音楽療法士はリズム, ハーモニー, メロディー, 音量, 音質といった音楽的な体験を促したり, 対象者を引きつけさせたりし, それを想起, 創造, 感情といったものを通じて言語的な概念に繋げていけるよう働きかけました. 音楽療法は週2回のペースで全20回, 1回60分で実施されました. 楽器はマレット, パーカッション, ドラムを用いました. 本研究には15ヵ月の研修を受講した計10名 (女性3名, 男性7名) の音楽療法士が関与しました.

先行研究により15回の実施により効果サイズが0.75とする報告があったため, 少なくとも平均15回の実施とし, 参加回数が1割に満たない者は除外しました.

b. 結果

91名中79名 (女性62名, 平均年齢35.65歳) が研究対象となり, 33名が音楽療法群となりました. 2群の服薬状況を含む対象者の背景に有意差はありませんでした. 12名が開始後3ヵ月以内に, また3名が6ヵ月経過前に脱落し, 対照群の方が脱落しやすいという結果でした. 音楽療法群は1対1のセッションを平均18回受けており, 88％に当たる29名は15回以上受療し, 21.8±12.9回の即興演奏を行いました. 評価結果では音楽療法群においてMADRS, HADS-A, GAFの得点で有意な変化がありました. 各評価時点における数値に群間の有意差はありませんでしたが, 変化率では有意差が認められ, 3ヵ月後で有意に音楽療法群が優れていましたが, 6ヵ月後には有意差は認められませんでした (図17).

効果サイズの検討ではMADRSの3ヵ月後の変化率では有意な変化がありました. 除外者を含む解析では効果サイズは大きくありませんでしたが, 有意

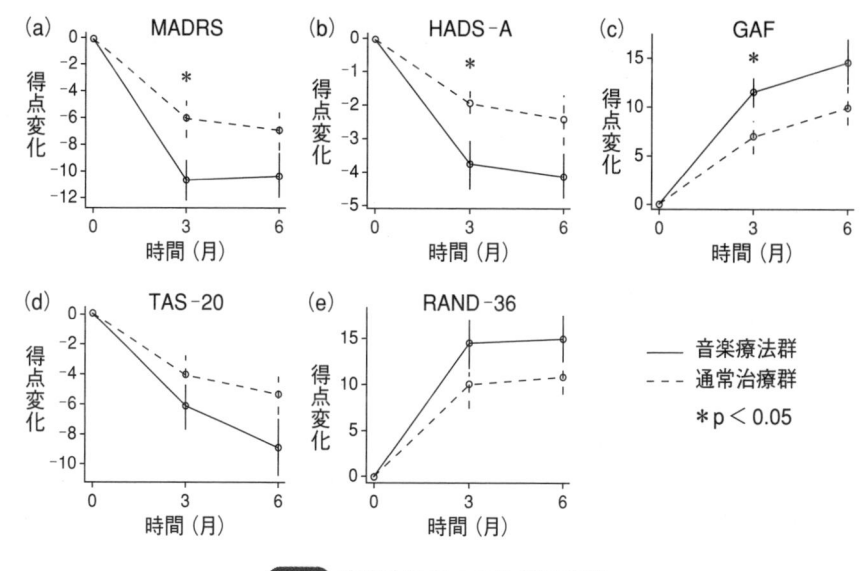

図17 音楽療法による症状の改善

差は認めませんでした。MADRSの得点変化率におけるロジスティック回帰分析では，うつ病の重症度，不安の出現，年齢，抗うつ薬の服薬量といった項目との関連は見出せませんでした。副作用が出現した参加者もおり，2名は症状悪化となり，背部痛が出現した者が1名いました。

c. 考　察

音楽療法は症状の重篤さによらず，うつ症状や不安，機能障害の改善に役立つといえます。治療必要数（NNT）が4と高い値になった背景には高い参加率が影響していると考えます。

音楽療法に関する先行研究は，質的研究が多く，精神医学で主に取り扱われる高度に構造化された中での数値的変化を用いた研究は少なく，本研究ではRCTを用いたうつ病に対する即興音楽に関する革新的な研究です。また，本研究では音楽療法は言語を用いずに効果を見出せることを示唆できました。臨床での即興演奏は，病理学的な範疇を超えた無意識の過程を経て原象徴的なレベルに働きかけます。つまり，即興する過程が自由概念の表現をする下準備となり，ひいては言語表現にも繋がっていくものと考えられます。音楽

独特の非言語的な表現や発散，体験といったものは活動の機会となり，うつ病に繋がる喪失体験のような原因に対して意味を持つようになるのではないでしょうか。

本研究において使用する道具や技術の制限をせざるを得ませんでしたが，結果には大きく影響しなかったと考えています。また，有意差はありませんでしたが，失感情症状が3ヵ月後，6ヵ月後共に減少傾向にあったことは興味深い内容であり，さらなる検討が求められます。本研究は厳格な設定であり，比較対象も限局的であり，さらに対費用効果の検討がなされていないという限界はありますが，音楽療法の有効性を質の高い研究内容で示唆することができたといえるでしょう。

コメント

音楽療法の効果についてRCTを用いて検討した点については有益な報告といえます。治療必要数（NNT）や効果発現に有効とされる実施回数の設定など，詳細に検討している点は参考にすべき内容も多いでしょう。一方で，効果が発揮されるまでの生物学的なメカニズムや将来的な効果についてはまだ不十分であることも多く，現代医学の知識，情報で解明するには難しく，想像の域を脱しない点も多いといえます。

⑨ 重篤な精神障害者に対する音楽療法の用量反応関係：系統的レビューとメタ解析[14]

a. 緒言

重篤な精神障害者に対しての治療には薬物療法や精神療法がなされ，有効性も認められていますが，全ての者に有効というわけではなく，治療の限界もあります。それ故，補足的な革新的治療が求められています。音楽療法は言語を併用し，音楽を介した作用や交流を用いるもので特殊なタイプの精神療法です。音楽療法で用いられる音楽体験は自由かつ構造化された即興性のものであったり，患者が作曲することであったり，音楽聴取であったりします。即興性は音楽療法における音楽作用の中では最も重要な要素です。これ

---

14) Gold C, Solli HP, Krüger V, et al.: Dose-response relationship in music therapy for people with serious mental disorders: Systematic review and meta-analysis. Clinical Psychology Review, 29; 193-207, 2009.

らの要素は対象者が体験の意味を探すことの助けとなり，人生での新たな体験に繋げるために重要です。音楽療法は精神薬物療法では限界のある感情の平板化，感情鈍麻，社会的関係の乏しさ，意欲低下といった陰性症状の側面で効果があるかもしれません。一般的に音楽療法は個別の臨床診断に対してというよりも患者個人やその要望にあわせて仕立てられるものです。

　これまでの音楽療法に関するメタ解析やレビューでは一定の効果を示していますが，研究の質が多岐にわたっています。用量反応性，症状別効果を指摘した報告もありましたが，文献数が少なく，立証には限界がありました。音楽療法のような心理療法では用法や用量といった言葉は額面通りの意味をなさず，精神療法における用量反応性が直線的であるかどうか，初回のセッションはその後のセッションより大きな影響があるか（つまり，直線的でないか）どうか検討した論文がありますが，いまだに結論が出ていません。上記のように音楽療法は特定の疾患を対象としないために研究対象が混在しているものも多く，レビューでは特定疾患を対象とした報告を除外することも多いですが，対象の混在は精神的健康に対する多次元の妥当性を示せるといえるでしょう。複雑な介入のRCTは処理が難しく，臨床で好まれる特徴のものはほとんど注目されないため，介入期間や対象を限定したり，RCTでない研究を除外することで統計的有意性を示そうとしたりします。

　今回の目的は，前向き研究において，重篤な精神障害者に対する音楽療法の効果を調査することです。具体的には，①音楽療法の有効なセッション回数の立証と定量化であり，音楽療法の用量反応性はいかなるものか検討すること，②障害タイプ別で効果予測はできるのか，障害の有無による効果は異なるのか，といった治療適応性について検討することです。

b. 方　法

　研究の採択については，脱落率が30％以上の研究は除外しました。また，盲検法を用いない研究はバイアスが高くなるので除外しました。重篤な精神障害があると診断された者を対象とした研究に絞り，境界性人格障害，うつ病，双極性障害，自殺に関連のある障害も含めました。ここでの重篤な精神障害とはGAF得点が低く機能障害が著しい者，もしくは入院治療の適応がある者としました。最重要事項として，音楽療法を精神療法の一環として用いているのではなく，治療そのものとして音楽療法のみを用いている研究は除外しました。加えて，他の治療と明確に比較している研究を採用しました。

また評価に標準化された尺度を用いている研究を採用しました。

　出版バイアスを避けるため，言語によらず調査し，ハンドサーチも行いました。PsiTriデータベースを使用し，あらゆる分野でmusicという語で検索しました。PubMedを使用し，Evaluation Studiesとかけて Music Therapy（音楽療法），Mentaly Ill Persons（精神病の人々），Medical Disorders（医学的疾患）で検索しました。効果判定には離散変数にはオッズ比と連続変数にはHedges'gを使用しました。複数の結果を示している研究については，平均的な効果量のものを使用しました。研究デザインの異なる結果も組み合わせて検討しており，組み合わせの際の指標には決定係数（adjusted R^2）を使用しました。

　検索の結果166の関連研究がありましたが，15の研究をメタ解析に利用しました。計691名の被験者となり，2/3（456名）は精神障害であり，残り（235名）は精神障害ではありませんでした。

　音楽療法は1週間に1～6回の頻度で，1～6ヵ月以上の実施期間の研究を採用しました。セッション数は6～78回の幅があり，対象者の参加率は59～90％であり，平均参加率は73％でした。集団で行った音楽療法が2/3，残りの内3編は個人療法，2編は集団と個人を組み合わせていました。実施内容は様々な様式を組み合わせているものが多く，即興8編，演奏8編，歌唱や作曲6編，聴取10編，音楽体験の口述11編でした。

c. 結　果

　音楽療法と通常の治療の比較において，4つの指標について用量反応性を検討しました。加えて，他の指標についても単純なメタ解析を行いました。

　全般的症状について，7編（対象315名）の研究において改善の78％が音楽療法の回数のみで説明できました。実施内容や障害の種類は有意な説明とはなりませんでした。用量反応性をグラフにした所，直線性が認められました（図18）。

　陰性症状について，8編（対象，精神障害者404名）の研究から，音楽療法の回数に平方根を施したものがもっとも効果を説明したために，これを効果の予測因子として選び，用量反応性の図を描くと曲線になりました（図19）。

　うつ症状については319名を対象にした7編の研究から検討したところ，実施形態や回数と効果サイズに関連性は認められませんでしたが，改善の73％を音楽療法の回数が説明し，直線性が認められました（図20）。

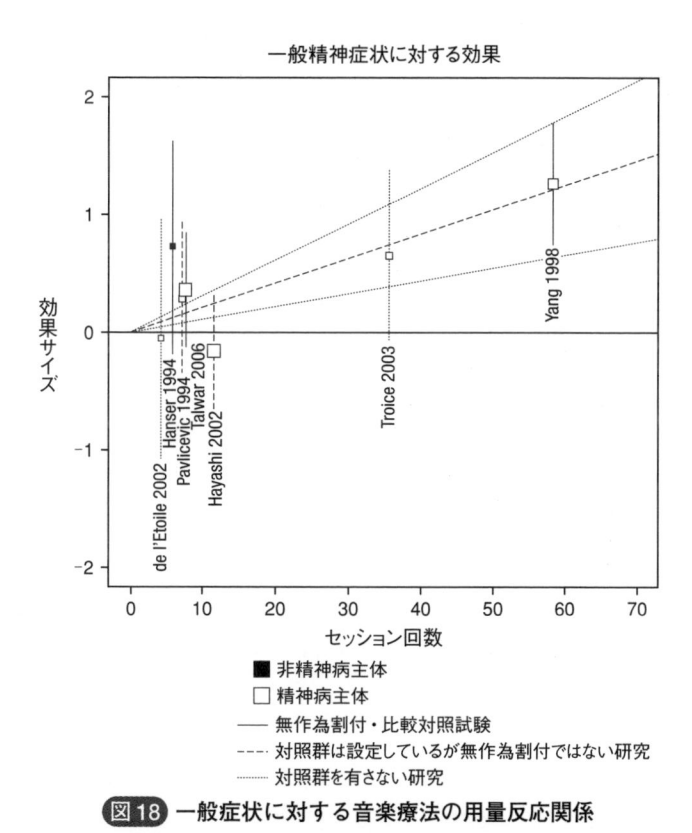

一般精神症状に対する効果

図18 一般症状に対する音楽療法の用量反応関係

注）各々独立した研究は，得られた効果サイズとセッション回数により導びかれた位置に示されている。各研究を示す四角が白い場合，精神病患者が大多数であり，黒い場合は，その他が大多数である。四角のサイズは各研究の解析における加重値を示す。各研究における垂線は観察された効果の95%信頼区間を示し，線種（実線，破線，点線）は研究デザインの強さを示す。破線の回帰直線はメタ回帰解析の複合効果の結果であり，セッション回数と示された効果との関係を示している。回帰の95%信頼区間は点線で回帰直線の上下に示されている。

　不安症状は3編（対象108名）で評価されており，大きく有意な効果サイズは示されましたが，統計的異種性があったために，2編にしぼっても有意でした。しかし，この2編はいずれもうつ病の患者を対象としていました。陽性症状は4編（対象170名）の結果から統計的有意差はありませんでしたが，信頼区間が大きいために臨床的に意味のある効果サイズを包含してしまって差が出なかった可能性もあります。機能については5編（対象215名）の結果から，実施

54　C 芸術療法

陰性症状に対する効果

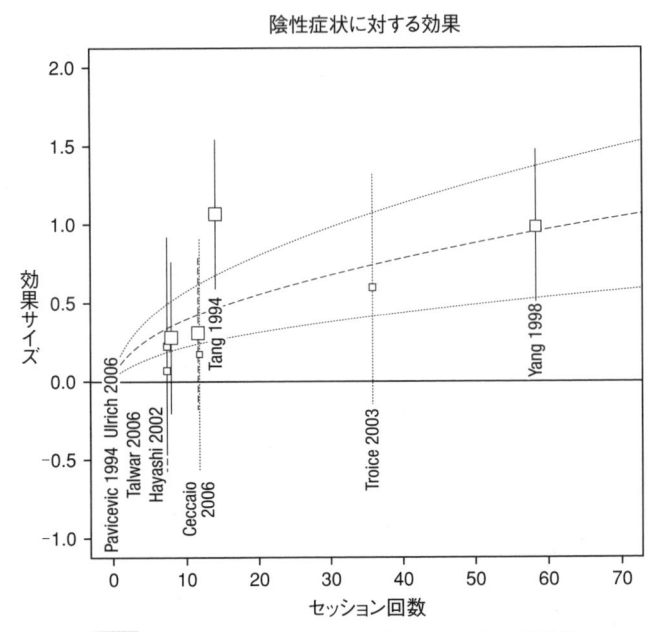

図19 陰性症状に対する音楽療法の用量反応関係

注)解釈は図18の下部を参照のこと

　内容や疾患の種類は効果との関連はなく,音楽療法の回数に平方根を施したものが効果の74％を説明し,用量反応性は**図21**に示したように,曲線となり初回効果が大きくなりました。音楽の技量の向上について2編（対象107名）の結果から,音楽療法に参加することで音楽の技量が向上しました（**図21**）。
　全般機能は2編（対象140名）から音楽療法の有効性が示され,治療必要数（NNT）としては2と大きな効果が期待されました。また,早期脱落,QOL,治療満足度,服薬量では有意差はありませんでした。

d. 考　察

　音楽療法を通常の治療に加えた場合,全般機能や一般精神状態,陰性症状,うつ症状,不安症状,機能,技量に対して有意で明らかな効果があり,この効果は診断された疾患によらないといえます。また,効果発現に実施形態の関与は認められませんでしたが,実施回数に強く依存するといえます。実施

うつ症状に対する効果

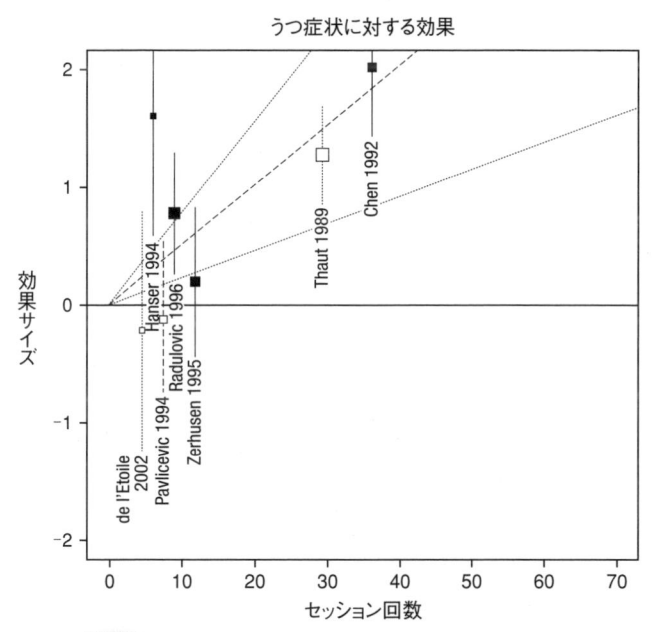

図20 うつ症状に対する音楽療法の用量反応関係
注）解釈は図18の下部を参照のこと

回数は効果の73～78％を説明しました。陰性症状と機能の用量反応性は直線的ではありませんが，すべての結果は直線的関係に合致しました。小さな効果には3～10回，中くらいの効果には10～24回，大きな効果には16～51回のセッションが必要といえます。

　研究の限界としては5点あります。まずは今回の結果は個々の研究結果に依存することです。脆弱な研究デザインも採用しましたが，それが外的妥当性を強化し，潜在的なバイアスの影響を識別することになります。2点目は盲検法により評価や分配がなされたかどうかが明確ではないことです。3点目はどのような類の音楽療法が実施されたかを明示することが望ましいですが，論理的傾向や音楽療法士の資格レベルまで明示することは難しいでしょう。これらの要素の影響は今後の検討課題です。4点目は調査者の献身性による潜在的な限界ですが，用量反応性に一貫性が認められたことから，おそらく実施回数の多さに対する調査者の献身性のバイアスはないといえます。最後は研究

C 芸術療法

機能に対する効果

効果サイズ

セッション回数

図21 機能に対する音楽療法の用量反応関係

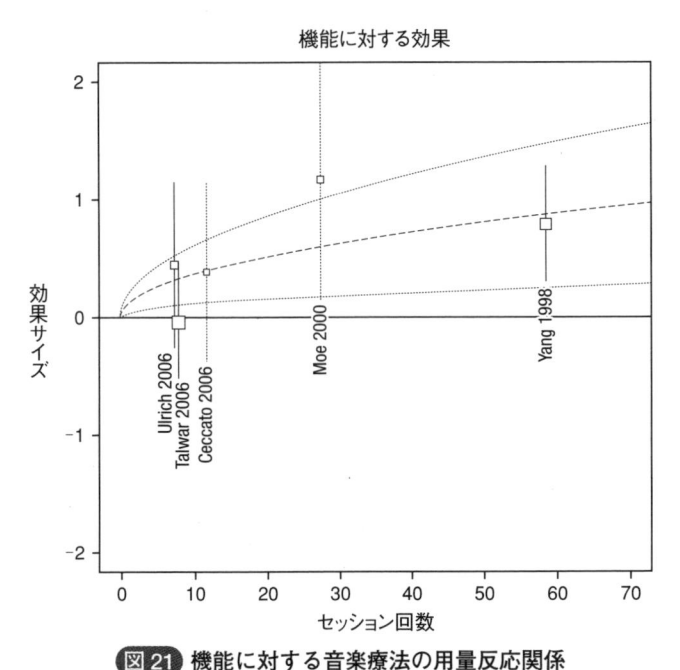

注）解釈は図18の下部を参照のこと

数の少なさですが，700名の被験者があり，多様性のある中で0.26あれば効果があるといわれる用量反応性のR^2は，本研究で0.75であり，結果は妥当性があるといえます。

　音楽療法が効果的だと立証でき，気分の変化が症状改善より早く生じるようですが，その効果の表れ方は個々様々です。また今回の結果からは短期間で高頻度の実施が有益か，長期間で低頻度の実施が有益かは判断できません。加えて精神障害であるかどうかが効果に影響を及ぼすかについても言及はできません。更に効果サイズのように数値で具体的に明確に効果を表現する必要があります。実施回数が多い場合，必要となる対象者数は少なくなり，1グループあたり64～24名とされます。

コメント

　検討した論文数は少ないですが，立証した効果は十分に意義があるの

ではないかと考えられます。また音楽療法の検討とともに RCT や効果サイズに関する方法論についての言及もあり，研究法としても参考になります。

D 園芸療法

⑩ 認知症治療における従来型治療と園芸療法の比較[15]

長期間介護を受けている認知症患者は，日常生活を不活発に過ごし，有意義な社会生活も個人的生活も過ごせていないということが普通です。アルツハイマー型認知症の患者や関連する認知症の患者は有意義な活動に自立して参加する能力が減少しており，このような患者にとって，活動の機会が欠如すると，特に支障をきたします。認知症では環境適応性が低下しますが，個々人に合わせた対応をすることで最大限に能力を引き出すことはできるとされています。まず活動を修正することに関して，活動の材料やプロセスを単純化したり複雑にしたりといった過程の中で柔軟性を高め，能力を強化するモンテッソーリ法は他の方法と比較して有効だとする報告があります。環境に関しては，社会的，身体的状況が行動や症状に大きく影響するため，いかにコントロールするかについて複数の研究がなされています。

園芸療法は環境適応を改善させる方法の1つとされています。園芸療法士は活動の構成要素を細かく分析する事で，個々の能力に適応させ，環境との軋轢を減少させたり社会的な環境に働きかけたりします。植物は人生の中で色々な形で楽しまれるものであり，その経験から植物が回想させることもあります。また，植物の与える触覚，嗅覚，光刺激は認知症の人々にとっては有効な素材です。このような園芸療法に関して様々な効果があるとした報告は複数ありますが，認知症に関する効果に関しての検討はまだ不十分といえるでしょう。そこで筆者らは Lawton and Nahemow's model を園芸療法プログラムに取り入れて検討し，2つの仮説を立てました。Lawton and Nahemow's model は認知症患者に対する園芸療法を基礎としたものです。

仮説1）園芸療法群は，活動中，より適応的な行動の割合が増える。

---

15) Jarrott SE, Gigliotti CM : Comparing Responses to Horticultural-Based and Traditional Activities in Dementia Care Programs. American Journal of Alzheimer's Disease & Other Dementias, 25 ; 657-665, 2010.

仮説2）従来の治療群より，喜びの増加や落ち込みの減少といった良好な経験が増える。

a. 方　法

　ウエストヴァージニアの8つの施設の認知症と診断された129名を対象としました。4つの施設はマニュアルに沿った園芸療法を，その他は従来の活動を週2回の6週間実施しました。実施平均時間は50分で，参加者は半分の時間は参加するようにしました。活動能力に問題はありませんでした。結果的に75人の治療グループに対し，対照群は54名でした。治療群は対照群より平均年齢が高く，有意差があります。1グループは4〜20人で，8人以上の場合は2グループに分けるようにしました。最初と最後の2週間で観察者が対象者の反応を Apparent Affect Rating Scale（AARS）もしくは Menorah Park Engagement Scale（MPES，表9）で評価しました。AARSは怒りの分野は除外し，喜び，不安／落ち込み，興味の分野を採用しました。AARSでは観察者が参加者の感情を示すような発言や表情からガイドラインを使用して感情を3段階に区分しました（0＝全くない，1＝半分以下，2＝半分より多い）。30分の活動時間の内，5分ごとに感情の観察がなされました。MPESは大規模研究での検討はまだなされていませんが，評価者間の信頼性や妥当性はあるとされています。認知症患者の活動状況を示すために使用される尺度です。MPESは参加する時間を反映します（0＝全くない，1＝半分以下，2＝半分より多

表9 Menorah Park 参加尺度の体系区分

区分	行動の種類
自発的	現在の活動に自発的に参加： 　筋力的，言語的に活動に反応する
受動的	現在の活動に受動的に参加： 　活動を聞いていたり，見学していたりする
内向的	繰り返しや自己刺激の行動： 　過度になぞり，握りしめ，徘徊
不参加	眠っているか，活動には不参加： 　場所を離れる，もしくは無表情の凝視
その他	現在の目的としている活動ではなく他の活動を行っているもしくは注意が向いている

各項目は，0＝全くない，1＝5分の観察で半分まで，2＝5分の観察で半分より多いとして区分される

い)。観察者は5分ごとに区分します。他にMMSEも行いました。

b. 結　果

MPESの5つの区分のうち，4つで有意差があり，仮説1を部分的に立証しました。園芸療法群は対照群より有意に参加時間が長く，対照群より高い参加率を示しました。また，AARSの評価項目で有意差はなく，仮説2は規定されました。

c. 考　察

本研究は認知症に対する園芸療法の効果の内，多くの組み合わされた評価方法の一部です。本結果は，園芸療法が環境への適応性を高めたことを示唆するかもしれません。

コメント

仮説を明示していることは大いに評価できます。対照群として介入なしの群があるとさらに考察が深まったのではないかと思います。実施形態は，対象者やスタッフの力量で様々に変化するため，園芸療法といっても結果の解釈を一概に捉えることには注意が必要でしょう。

⑪ 心血管のリハビリテーションプログラムに参加する入院患者における気分と心拍に対する園芸療法の効果[16]

心疾患に罹患した患者はしばしば何らかの形で心臓リハビリテーションを提供されますが，その内容は施設によって異なります。大部分の施設で通常，運動プログラムと健康教育を含んでいます。ストレスや不安などの（心疾患に対する）危険因子を軽減する目的で心理社会的介入が（このような心臓リハビリテーションに）含まれることは少ないですが，多くの研究が心血管疾患の進行を防ぐためにはこれらが重要であることを示しています。心血管イベントが生じた後に，心疾患患者は高いレベルのストレスや不安を入院中や退院後感じています。心筋梗塞患者の40～50％が入院中に中等度から重度の

---

16) Wichrowski M, Whiteson J, Haas F, et al.：Effects of Horticultural Therapy on Mood and Heart Rate in Patients Participating in an Inpatient Cardiopulmonary Rehabilitation Program. Journal of Cardiopulmonary Rehabilitation, 25；270-274, 2005.

不安を感じており，およそ20％は1年後も不安が持続しているという報告があります。否定的感情は予後への影響が大きいため，ストレスを減少させる介入効果についての先行研究がなされています。

一方で園芸療法は身体，認知，社会，感情への利点があるとされており，治療として長年導入されてきていますが，客観的な評価がなされ始めたのはごく最近のことです。そこで，筆者らの病院において行われている園芸の時間を含む疾患教育のプログラムにおける気分と心拍数の変化について研究することとしました。

a. 方 法

対象は心臓リハビリテーションを行う107人の患者でした。この内60％は心臓手術後であり，他は心筋梗塞やうっ血性心不全となった者でした。全対象者は10日以内に急性期病棟を退院していました。園芸療法群は59名（男性34名，女性25名）で，1セッションを実施しました。対照群は56名（男性31名，女性25名）で，疾患教育を実施しました。心拍はパルスオキシメーターで測定しました。気分は自記式のProfile of Mood States（POMS）で測定しました。両群ともに介入前後で心拍とPOMSの測定を実施しました。介入時間はともに60分でした。

園芸療法は健康的な生活スタイルの利点に関する談話を聞きながら温室と庭園を回ることから始まりました。これは園芸療法の教育的，レクリエーション的な側面を強調すると同時に，環境の中での感覚刺激を狙いとしていました。その後に患者は，植物を分けて鉢植えする作業に参加しました。これに対して疾患教育では，社会サービス，心理学，服薬管理，栄養学，心血管系の危険度といった内容で双方向性の講義を行いました。

b. 結 果

両群とも心拍と気分のベースラインに有意差はありませんでした。園芸療法群ではPOMSの総合的感情指標（Total Mood Disturbance：TMD）が介入後19.3から1.6まで有意に低下しました。同様に心拍も79.2/分から74.1/分まで有意に低下しました。TMDが有意に改善した理由は，緊張，抑うつ，怒り，疲労，混乱という否定的な項目得点が有意に低下し，活力という肯定的な項目得点が有意に増加したからでした。（対照群では気分と心拍ともに有意な変化はありませんでした。）

c. 考　察

　40〜50％の心疾患患者は不安を抱いており，それがリハビリテーションの予後，さらには突然死にも大きくかかわるとする報告もあります。また，うつ病は心疾患の患者の罹患率や死亡率に影響する心理社会的な要因となっており，心疾患患者がうつ病になる確率は15〜30％とされています。対して，肯定的な感情は痛みの緩和に繋がりやすく，学生対象の研究では肯定的な感情が大きければ，運動，良好な栄養，積極的なセルフケア，積極的な全般的健康に繋がりやすいという報告があります。よって本研究で気分の改善が認められたことは重要なことです。また，あまり評価されてこなかった疾患教育の効果について検討したことも重要な点です。

　今回，ベースラインが60歳未満を対象とした先行研究より低かった要因は，対象者の平均年齢が76歳と高かったことが影響していると考えられます。55歳を対象とした健康正常人における調査で，若者よりPOMSの値が低いという結果もあります。一方で心拍の改善が園芸療法群のみで認められた要因は，園芸療法にて迷走神経や交感神経の緊張を調整できたことにあると考えます。

　園芸療法の効果を捉えきれていない部分もあると考えられるため，将来的にはコルチゾールやカテコールアミンといったより免疫に特化した評価を用いた研究がなされる必要があるでしょう。また，効果の持続性，より一般的な効果についてはさらなる検討が必要であり，対象の選択も無作為に行うなどして検討することが必要と考えます。

コメント

　単回の介入であり，効果の蓄積や持続に関する調査がなされていませんが，最近の園芸療法に関する対照群を設定しての研究としては貴重な一報であるといえます。対象が限定されているため，その結果の一般化には，筆者らも言及している通り，注意を要するでしょう。また，評価項目が少なく，客観的な評価は心拍のみであり，園芸療法の効果を引き出し切れていない可能性も高いでしょう。

E 作業療法

⑫ 若年精神病患者に対する作業療法プログラムの成果分析[17]

初発の精神病は若年者やその友人,家族にとって,恐ろしく,混乱するような体験となります。また,病気体験は自己感覚や自我を脅かし,職業,教育,社会生活での発達曲線を崩すことになります。よって,治療が遅れると作業能力,社会や家族との関係に影響を及ぼし,暴力や自傷,自殺の危険性を高めることになります。

作業療法士は目的指向性の作業を用い,身体的,心理学的,社会機能的な統合を通して人としての役割を満たすことを支援します。そのため,生活能力,職業的能力,生産的能力,余暇などを評価し,各々の作業における独立性を高めることに焦点を当てています。日々のプログラムを通して所属意識,支援されているという感覚などを高めていきます。

2001年に開始されたEarly Assessment Service for Young People with Psychosis (EASY) は,若年者の初発の精神病に対して早期介入と評価を行うこと,未治療期間を短縮すること,さらに良好な結果を援助することを目的としています。対象者と面接後,職業能力評価を受け,プログラムに参加することになります。

Kwai Chumg病院でのプログラムは,参加前は自宅で無為に過ごしていた全ての対象者はサービスに紹介されることになっていました。サービスに紹介される主な目的は,日常を再構築すること,機能評価と介入をすること,職業評価とリハビリテーションを受けること,生活スタイルを再設計させることでした。治療プログラムは患者を領域別に分けるようになっており,仕事と生産的活動,自立生活のための技術,余暇と社会的技術の3領域がありました。

仕事と生産的活動の領域では,治療者は対象者と相談し,興味や機能的能力によって中核となる職業評価や模擬的職業訓練のグループに振り分けます。職業準備の間,選択的にモジュール化された訓練プログラムや職場訪問に誘っていきます。自立生活のための技術の領域では,模擬的な自宅環境や実際の自宅での管理について支援していきます。余暇と社会的技術の領域では,

---

17) Poon MTC, Siu AMH, Ming SY : Outcome analysis of occupational therapy programme for persons with early psychosis. Work, 37 ; 65-70, 2010.

表10 Kwai Chung 病院における EASY サービスのためのリハビリプログラムの目的と治療活動

領域	目的	活動／グループ
仕事と生産的活動	1. 長所と短所の自覚をうながすことと、職業的な目標を設定すること	―職業評価 ―職業選択グループ
	2. 仕事の習慣、技術、職場訓練や職業前訓練に関連した社会的技術を再構築するための模擬的訓練	―研修もしくは就労グループ ―積極的な就職活動グループ ―ピアサポートの職場訪問
	3. 就職活動における技術改善	―昼食での集まり
	4. 仕事の持続可能性を高めることと、仕事の動機づけをうながすこと	―調理、家事訓練 ―趣味や運動プログラム
自立生活の技術	5. 家事管理の遂行能力を高めること	―屋外活動
余暇と社会的技術	6. 他者との社会的相互作用を増やすこと	
	7. 興味の開発と維持	

以前の余暇に関する姿勢を再構築したり，新たな興味を見つけたりするための支援をします。具体的には地域での娯楽を探したり，隔週で運動や屋外活動をしたりします（**表10**）。

a. 方　法

本研究は退院後3ヵ月の仕事，教育，訓練の状態を後方視的，予備的に研究したもので，良好な結果を生み出すことに関連する事項を調査するものでした。調査はカルテを見直す方法で行いました。2001年9月～2006年3月に行い，対象者は精神病状態もしくは統合失調症と診断された者で，EASYサービスを受けることが適当とされた者でした。双極性障害，大うつ病性障害，そして知的障害と精神病の合併と診断された患者は除外しました。

b. 結　果

12～28歳の147名（男性75名，女性72名；精神病状態47名，統合失調症84名，他は双極感情障害，うつ病，もしくは診断が重複している者）がエントリーしました。教育歴は小学4年から大卒までで，53名は何らかの職業訓練を受けた経験がありました。全体の3分の2にあたる98名はパートタイムもしくはフルタイムの仕事に就いた経験を有しており，職歴は平均18.5ヵ月でした。対象者の53％がプログラムに参加しているときには精神的に安定しており，他の患者については陽性症状主体の患者が13.6％，陰性症状主体の

患者が17.7％，両症状の合併した患者が15.6％でした。病識がない者が36.1％，部分的にある者が44.1％，参加意欲の乏しい者が32％，意欲ある者が36.1％でした。24.5％のみが良好な社会サポートを受けていました。無職の期間は平均10ヵ月でした。プログラムの受講期間は平均106.2日で，平均参加率は75.7％でした。

　退院後32.7％が仕事に就き，22.4％が職業訓練もしくは学校に行き，4.8％がデイケアを利用し，6.1％が保護的な就労を開始しました。3ヵ月後，競争的雇用で働いている患者と無職の患者はわずかに増加し，職業訓練や学校に行く患者は幾分減少し，デイサービスや保護的雇用で働いている患者の数に変化はありませんでした。3ヵ月間，27.2％は就労を維持し，16.3％は職業訓練もしくは学校を継続し，4.1％はデイケア利用を継続し，6.1％は保護的就労を維持しました。全体の内79名は生産的活動を維持し，4名は別のプログラムへ移行し，3名は再入院し，1名は自殺し，16名は音信不通となりました。プログラムが成功したのは37名でした。

　精神状態，病識，参加意欲，社会サポートが有意に結果と関連していました。性は関連ありませんでした。年齢，教育歴，プログラム参加率は弱い相関がありました。職歴，プログラム参加期間，参加までの何もしない期間が就労結果と強い相関がみられました。本人と治療者の間で就労や就学に対する意識と，本人と家族との間での就労や就学に対する準備意識に大きな乖離がみられました。

c. 考　察

　プログラム終了3ヵ月後，約半数が生産的活動を維持していたことは，プログラム前に全員が無為に過ごしていたことを考慮すると良好な結果といえます。高年齢で，教育歴，職歴が長い者は無為の期間が短く，職歴が良好な結果と強く相関することは他の報告とも一致します。職業経験をリハビリテーションの一環として取り入れることが重要と言えるでしょう。精神状態の悪さ，病識の乏しさ，社会や家族のサポート不足は良い結果には繋がりにくく，他の報告と一致していました。家族の評価が本人の評価と大きく異なっていたことから，治療者は家族と密に関わる必要があることを示唆します。

　多くの若年の精神病患者についての先行研究は治療や症状コントロールに視点を置いたものでしたが，職業状態の変化に注目したことが本研究の特徴です。今後は半年もしくはそれ以上のフォローアップを検討する必要があり

ます。QOLや地域適応，人生の満足度，職場準備性，対人関係などの視点で評価する必要も考えられます。

コメント

プログラムの効果があったとしていますが，統計結果の具体的数値の提示がなく，結果の解釈は鵜呑みにできません。職業リハビリテーションとして，作業療法を内容によらず，1つのリハビリテーションプログラムとして捉えた研究と考えると資料にはなりうるかもしれません。筆者も述べている通り，作業療法の効果が期待される領域である，QOLや対人関係などの視点からの評価が欠けている点が惜しいところでしょう。

⑬ 統合失調症患者に対する作業目標介入の効果[18]

実行機能は，非日常的な状況や複雑あるいは新奇の課題を遂行する際に必須の要素であり，これらは特定の目標に到達するための過程において協調性を必要とします。実行機能低下は，導入，計画，不適切な応答の抑制，行動の誤りを監視・修正するという能力に影響を及ぼします。統合失調症患者は実行機能が低下し，柔軟性やワーキングメモリ，課題開始と遂行，小説文脈の理解，相反する問題の解決能力に加え，協調性まで障害されるといわれています。認知療法は機能低下を引き起こすメカニズムに注目するもので，戦略的治療は患者の長所を伸ばすことで認知機能の改善を目指すものです。このような治療の1つとして，Goal Management Training（GMT：目標管理訓練）というものがあります。GMTは脳外傷や健常高齢者に対してなされるもので，Occupational Goal Intervention（OGI：作業目標介入）の元となっています。また，本研究で使用するFrontal Executive Program（FEP）は統合失調症圏の認知機能を対象としたプログラムと類似しており，FEPは作業療法と比較すると実行機能に関する効果が高いという報告があります。

問題解決訓練群が記憶訓練群や対照群に比べ，問題解決できる領域が広かったと報告している研究もあり，この結果は他の研究報告でも支持されています。一方で，神経認知に関する報告ではこれとは異なる結果を示すものもありますが，評価している機能が異なっています。

18) Katz N, Keren N : Effect of Occupational Goal Intervention for Clients With Schizophrenia. Ame J Occupational Therapy, 65 ; 287-296, 2011.

本研究では，作業療法で発達したGMTを元にしたOGIを用いた介入の効果を検討することが目的です。OGIは日々の活動や地域参加に関係する実行機能低下のある統合失調症患者を対象にしたプログラムです。我々の予測としては，仕事に関する実行機能を組み込んでいるOGI群が最も効果的であり，FEP群は実行機能には効果的ですが活動と参加の範疇では効果に乏しいだろうと考えました。加えて，介入による効果は介入終了後も維持されるだろうと考えました。

a. 方　法

37人がエントリーし，19人は初回評価後，中断となりました（19人中数人は退院のため，継続困難となりました）。開始時，3群間に統計的有意差は認められていませんでした。

最終的に22～38歳の18人となり，DSM-Ⅳで統合失調症と診断された患者を対象としました。PANSSで評価した上で，3群（OGI，FEP，ATA：activity training approach）に6名ずつ無作為に分けました。ATAは対照群として設定しました。除外基準は神経疾患や身体疾患，物質乱用の併存，認知機能の低下がある者としました。実行機能の評価はWisconsin Card Sorting Test，WAIS-Ⅲ，BADS，Executive Function Performance Test（EFPT）を使用しました。活動と参加の評価として，Routine Task Inventory-Expanded（RTI-E），Activity Card Sort（ACS），Reintegration to Normal Living Index（RNL）を使用しました。

OGIの介入内容は，活動や日課を用いることによる戦略学習でした。段階付けはGMTに沿っていましたが，焦点化していることは活動選択時と活動後の報告であり，主には食事の準備，金銭管理，読み書きと情報の取り扱いについてでした。FEPは神経認知リハビリテーションを行いました。内容は認知移行，ワーキングメモリ，計画の3つのモジュールからなっていました。多くは紙面作業を行い，構造化された運動を行う者もいました。ATAは患者が希望する運動課題を習慣的に行いました。

評価は，開始前（T0），終了直後（T1），終了6ヵ月後（T2）で行いました。セッションは全18回を行いました。1週間に2～3回で1回は1～1.5時間実施し，6～8週間継続しました。評価結果については，前後の比較に加え，潜在的な変化を区別する為に次のような計算式を立てて評価を行いました。

b. 結　果

　3群間の治療効果は，実行機能に関する有意差はありませんでしたが，OGI群で高い値となりました。各群内での治療効果は，まず実行機能では各群で実施後の平均値が上昇しました。遂行機能障害症候群（Behavioural Assessment of the Dysexecutive Syndrome：BADS）の下位検査である Zoo Map では OGI 群で実施前後にて有意差があり，FEP 群では有意差傾向がありました。WAIS-Ⅲ の Digit Span テストでは FEP 群で有意差がありました。EFPT では3群全てで有意差がありました。効果サイズは高く 0.39 ～ 1.98 であり，Zoo Map で最も高く，平均値上昇が最も大きかったのは OGI 群でした。活動と参加については全評価，全群の実施後で平均値が上昇しました。IADL 評価尺度の RTI-E は OGI 群で有意差がありましたが，コミュニケーションの下位項目については実施後の値に有意差がなく，代わりに ATA 群で有意差がありました。ACS では OGI 群，ATA 群で有意差がありました。RNL では OGI 群で平均値の上昇があったが有意差はなく，FEP 群で有意差がありました。RNL の下位項目である介護者の展望では OGI 群，FEP 群で有意差がありました。実施後と終了6ヵ月後では有意な変化はなく，各群において効果は持続していました。

　計算式による効果は，まず実行機能では OGI 群で最も高く，次いで FEP 群，最も低かったのは ATA 群でした。Digit Span では FEP 群が OGI 群より改善が大きくなりました。逆に ATA 群では悪くなっていました。EFPT では全群が改善し，ATA 群が最も大きく改善しました。参加と活動では OGI 群，ATA 群で改善はありましたが，FEP 群では全く変化はありませんでした。ACS，RNL においては OGI 群で最も高い変化を示しました。RNL の患者と介護者において OGI 群が最も大きな改善を示しました。多くの場合に見てとれるように，大きな改善は高い効果サイズと相関していました。

c. 考　察

　一般的にグループサイズが小さいと，治療前後で各群間に1つくらいしか統計的有意差が認められないところですが，今回は群内において治療前後の異なる有意な変化をいくつか認めました。治療後の実行機能の結果は FEP 群では注意とワーキングメモリ，OGI 群で日常の地図を想定する能力での有意な変化を認めました。一方で，変化度では EFPT を除くと OGI と FEP 群で高くなりました。活動と参加の範疇ではほとんどの評価で OGI 群が有意に変化し，

日々の課題における目標管理にOGIの方法が上手くかみ合ったのではないかと考えます。変化度でFEP群が変化せず，OGIとATA群が変化したのは，2群が実際的な活動を用いて行っているゆえんと考えます。参加においてOGI群で大きな改善を認め，FEP群の変化が小さかったのは，OGIは実行機能と参加を改善させ，FEPは実行機能のみを主に改善させるものだからでしょう。

　本研究は地域生活への参加と活動での行為に対する評価を行ったことが要点です。その中で，OGIの利点を示唆できたことは有用です。また，実行機能や活動と参加の機能の効果が長期間持続することを示唆できたことも重要です。

コメント

　対象者が少なく，介入後の効果やその効果の維持については検討を加える必要があります。また，評価項目を治療介入として直接用いている群があり，また対照群として運動療法的な内容を実施しており，比較対象として通常治療（treatment as usual：TAU）群や治療的介入のない群の設定も必要ではなかったのではないでしょうか。評価項目が多く，様々な視点から効果検討を行っている点，介入終了後にも評価を行っている点は評価できます。また，国際生活機能分類（International Classification of Functioning Disability and Health：ICF）の活動や参加の項目における評価を多く取り入れており，評価方法として参考になるものが多いでしょう。しかし，評価項目が多いため結果の解釈がややわかりづらいのは難点です。

F その他

⑭ 運動と双極性障害：神経生物学的な視点からの総説[19]

a. 緒　言

　双極性障害はWHOによると，障害をもたらす要因として世界で第6位に挙がっています。双極性障害の症状を十分に改善し，良い状態を維持できる治療は不足しています。過去10年間，双極性障害の病態生理学的要因を解明す

---

19) Alsuwaidan MT, Kucyi A, Law CWY, et al.：Exercise and Bipolar Disorder：A Review of Neurobiological Mediators. Neuromol Med, 11；328-336, 2009.

るために多大な努力がなされ，多くの病像形成的な機序と生理的なシステムが関与しており，それは細胞内のシグナルカスケード，神経可塑性，細胞復元力，細胞構築における変化として見出されると考えられています。これら病態生理学的過程の多くは遺伝的な基盤もあることが指摘されています。これらの所見を鑑みると，双極性障害で示された病態生理学的過程を停止させたり，逆行させることを可能とする介入が，実行可能な新しい治療法として，この疾患の感情的な領域のみならず認知機能障害の領域においても，効果が期待できるのです。

　糖代謝や血圧そして糖尿病や心血管疾患，骨粗鬆症やアルツハイマー型認知症などありふれた疾患に対する運動の効果ははっきりと確立しています。運動は学習や記憶を改善し，年齢による認知機能低下を遅延させ，認知障害の危険性を低下させることが示されています。運動が脳構造や機能に影響を与えるという仮説にはエビデンスが蓄積されつつあります。

b. 方　法

　PubMedを使用し，1966〜2008年7月までに英語で出版されている論文の中から検索しました。検索語はbipolar disorder（双極性障害）と以下の言葉をかけて行いました。Exercise（運動），neurobiology（神経生理学），pathophysiology（病理生理学），pathoetiology（病理病因学），brain（脳），cognition（認知），neuroplasticity（神経可塑性），neurodegeneration（神経変性）でした。検索された論文のうち，十分なサンプル数があり，標準化された実験的手法を用いており，有効な評価方法を用い，質の高い研究を採用しました。

c. 結　果（表11）

＜モノアミン神経伝達物質＞

　【ノルアドレナリン神経系】現在のところ，双極性障害にはノルアドレナリン（NE）神経系の異常があるというデータが一貫して存在します。双極性障害患者の死後脳研究で，皮質や視床においてNEの代謝回転が促進していたことが示されています。NEとその主要な代謝産物であるMHPGは単極性うつ病より双極性障害の患者の血漿で少なく，躁病相で高くなります。急性の身体運動は血漿中のNEとMHPGを上昇させます。さらに，前臨床モデルでは，慢性の運動が青斑核と縫線核背側のNE濃度を上昇させることを示唆しています。運動によるNE上昇は躁病エピソードを引き起こすと主張されていますが，

表11 双極性障害における身体運動の神経生理学的標的の可能性

神経生理学的	双極性障害	身体運動の効果
ノルアドレナリン	うつ病や躁病相で血漿中の濃度が低い	急激な血漿中のNE増加，慢性的に青斑核と縫線核背側のNEを増やす
セロトニン	神経伝達の変化に対する確証が豊富 減少した5HT1Aが潜在的に結合している	急性のトリプトファン濃度上昇，中心部の5HTと5-HIAAを増加させる
ドパミン	うつ病でホモバニリン酸（DAの主な代謝産物）の脳脊髄液減少	マウス実験でDA機構の増加が証明された
フェニルエチルアミン	うつ病で尿中のフェニル酢酸（PEAの主な代謝産物）の濃度が低い	尿中のフェニル酢酸濃度が増加
エンドカンナビノイド	うつ病で前頭皮質のCB1受容体の密度が減少	血漿中のアナンダミドが増加
炎症	うつ病相と躁病相ともに，通常より炎症性サイトカイン濃度が高く，抗炎症サイトカインの濃度が低い	急性の炎症反応（例. IL-6）が慢性的に強固な抗炎症反応を引き起こす
酸化ストレス	ミトコンドリアの呼吸における変化はうつ状態で報告されている	ROS増加に誘引された抗酸化作用の誘発（例. 脳内の超酸化物不均化酵素やグルタチオンペルオキシダーゼの活性化）
神経可塑性	慢性的な抗うつ薬投与は海馬での新ニューロンを増加させる：リチウムやバルプロ酸との慢性的治療はMAPキナーゼカスケードを人の神経細胞，ラットの前頭皮質や海馬で活性化させる	海馬のニューロン形成を強める：海馬，皮質，小脳の血管を成長させる：脳の複数ヶ所でBDNFを増加させる：海馬でのたんぱく質産生とBDNF遺伝子を増加させる

運動の気分安定効果が中和する可能性もあります．以上から，運動はNEの不足を調整することにより，双極性障害の神経生理学的な基礎を調整していると考えられます．

【セロトニン神経系】複数分野のエビデンスはうつ病エピソードの病態生理や治療においてセロトニンの神経伝達が変化することの役割を示唆しています．たとえば，双極性障害の予備的なPET研究においては，縫線核や海馬，扁桃体において5-HT1A受容体が減少しており，双極性障害と大うつ病性障害の間で差が認められました．急性のトリプトファン減少を行った研究により，セロトニンなどモノアミンの減少が大うつ病性障害と双極性障害の両方に関与していることが示唆されます．運動はセロトニンとその代謝産物である5-HIAAを増加させるという多くのエビデンスが蓄積しています．

【ドパミン神経系】前臨床モデルは報酬と動機づけの神経回路におけるドパ

ミンの中心的な役割を示唆します。うつ病で中核となる無気力やアンヘドニアは，脳のドパミン機構の不足と強い相関があるとされます。もっとも一致している所見の1つとしては，うつ病者はドパミンの主な代謝産物であるホモバニリン酸の脳脊髄液の濃度減少があるということです。

【フェニルエチルアミン】フェニルエチルアミンはモノアミンオキシターゼ（MAO）Bがフェニル酢酸に変化する際に選択的に代謝された微量の内因性モノアミンであり，尿中の濃度で測定できます。6割のうつ病患者は，単極性であっても双極性であっても健常者と比較して尿中のフェニル酢酸が低いのです。身体運動はフェニルエチルアミンの濃度を調整します。たとえば，健常な男性が中等度から高度の運動をすると，その24時間後には尿中のフェニル酢酸濃度が有意に上昇することが示されています。フェニルエチルアミンは構造的にも薬理学的にもアンフェタミンと類似しており，ランナーズハイを促進すると考えられます。

<内在性カンナビノイド>

内在性カンナビノイドは内因性リガンドであり，カンナビノイド（CB）受容体と結合するGタンパクに働きかけます。CB受容体には中枢性と末梢性の神経機構に存在するCB_1受容体と末梢組織に存在するCB_2受容体があります。CB_1受容体は双極性障害の病態生理学で示唆される脳皮質や海馬，扁桃体といった多くの脳領域でセカンドメッセンジャー機構を通して働き，CB_2受容体は同様の働きをしますが主に免疫細胞に存在します。アラキドニルエタノールアミド（アナンダミド）と2アラキドノイルグリセロール（2-AG）は内因性カンナビノイドを最も特徴づけるものであり，気分や認知，睡眠，食欲に影響するため，気分障害の病態生理や治療に関連する可能性があります。

運動とカンナビノイドは不安緩和や鎮静，幸福感といった多くの類似した心理学的影響を共有するとされています。これは内因性カンナビノイドが運動による精神状態の変化を誘導する役割を担っているとするのが妥当です。実際に，中等度の運動によって血漿中のアナンダミドが劇的に増加することが示されています。アナンダミドは容易に脳・血液関門を通過するために，運動によって増加した内因性カンナビノイドが脳においても増加し，ひいては双極性障害の病態生理に関連する脳領域において作用することが考えられます。運動することにより内因性カンナビノイドが産生され，それが鎮静作用を発揮する可能性がありますが，躁病相の患者には有益である一方，抗う

つ効果がうつ病相の患者にも有益となります。今後は運動によるカンナビノイド機構の活性化の作用と効果を特徴づけるさらなる研究，また双極性障害の治療的効果を媒介する仕組みを判定する研究が求められます。

<炎症>

双極性障害患者のサイトカインに関する研究では，炎症性サイトカインの前駆体やTNF-α，インターロイキン（IL）-6，IL-8といった濃度が上昇すると指摘されていたり，抗炎症サイトカインやIL-4の濃度が躁病相においてもうつ病相においても健常者より低いと指摘されていたりします。筋収縮によるIL-6生産増加の基本的な影響は運動による炎症を抑制することです。炎症が低減した場合，海馬の神経新生を誘導する脳由来神経栄養因子（BDNF）やインスリン様成長因子（IGF-1）による脳や末梢の神経伝達に支障が起きにくくなります。海馬は空間学習や幾つかの記憶形態の重要な組織であり，炎症の減少によって運動は双極性障害患者の認知機能を改善させる可能性があります。運動による反応でIL-6の濃度上昇の効果は双極性障害患者には潜在的な治療となり，双極性障害の病態生理学的なIL-6の役割を明らかにするさらなる研究が求められます。また運動による反応によって筋で生成されるIL-8やIL-5といったサイトカインが認められるようになっており，これらに関するさらなる検討も求められます。

<酸化>

いくつかの報告では，気分障害の病因には酸化作用が重要であると指摘しています。活性酸素（ROS）は神経伝達やアポトーシスの開始，抗酸化の刺激，変化の修復といった様々な生理学的機能では重要ですが，ROSの過剰生産は生化学脂質の過酸化やたんぱく質の酸化，DNA損傷といった酸化による損害を招くこととなり，最終的に細胞死に繋がる可能性があります。ミトコンドリアの電子伝達系，非酵素的グリコシル化反応，ヘキソサミンは細胞でのROS産生の主な原因です。ミトコンドリアの呼吸における変化はうつ状態で報告されており，抗うつ薬治療の正規の標的ではないかもしれません。

一酸化窒素（NO）は正常な，あるいは異常な中枢神経機能に関連する多様な活動と関連しています。NOは神経毒，神経栄養の両方の影響を及ぼすことが報告されています。NOはROSであり，セカンドメッセンジャーであるとされます。

以上を踏まえると酸化作用は神経を危険にさらすことに関連しているということです。酸化作用と軽減する可能性のある治療方針は生理学的に妥当な方法で構成されています。
　生理学的機能における運動の有益な効果はROSの生産増加により仲介されているということは，一見すると逆説であるようにみえます。運動の間ROSの構造は毒ですが，適応的な作用をもたらすとされます。多くの報告で，運動は脳の抗酸化による損傷を減少させると指摘されています。双極性障害における運動効果の仕組みは抗酸化作用に付随する脳の反応であり，双極性障害の認知障害や病態生理を明確に調整するものだと考えられます。

＜神経可塑性と細胞復元＞
　神経可塑性という言葉は，体内外の刺激に対する脳の反応と順応の重要な過程の並びを表しています。脳の反応と順応には，シナプス再編，長期増強（LTP），軸索新芽形成，軸索伸長，シナプス形成，ニューロン形成といった樹枝状の機能の循環を含みます。多くの研究では，抗うつ薬は神経栄養のような効果を生み出すと報告しています。急性ではなく慢性的な抗うつ薬投与では，歯状回の顆粒細胞層における新ニューロンの増加が立証されており，この変化は他の向精神薬では認められていません。
　細胞復元の減少は，特に海馬ニューロンがHPA系の過活動によるストレスや過度のグルココルチコイドの影響で虚血や低血糖，刺激性の毒性アミノ酸といった攻撃主に対する脆弱性を表しています。この復元力の低下は，海馬のBDNF産生減少により成り立っているとされています。興味深いことに，リチウムやバルプロ酸の慢性的な治療ではMAPキナーゼカスケードを人の神経細胞，ラットの前頭皮質や海馬で強く活性化します。神経可塑性と細胞復元により引き起こされる細胞内のシグナル伝達は気分障害の治療における重要な潜在的標的であるという立証が増えています。双極性障害は神経脆弱性の障害によるものだといえるでしょう。
　長い間，学説では運動は神経保護として働くとされていました。興味深いことに，運動が海馬の構造に入り込む新生細胞の増殖を刺激するとき，成長した顆粒細胞とは異なり，新生細胞は低い興奮閾値を有しており，これらの細胞がより適応できるように工夫されています。また，運動は海馬や皮質，小脳の血管を成長させ，それが栄養を与え，神経可塑性のエネルギーを供給することになります。BDNF遺伝子とたんぱく質産生は運動の数日後に海馬

で増加し，運動後数週間は高い濃度を維持します．心理社会的要因と運動の神経保護作用の相互効果は見過ごせない内容です．

d. 考　察

世界的に双極性障害にかかる負担は健康維持費用，職場機能，生産性といった方面で認知度が高まってきています．双極性障害者は社会的，経済的な個人的負担とは別に，慢性化や再発の繰り返し，神経認知機能の低下のような面で苦しめられています．双極性障害の病理病因や病態生理はまだ十分には解明されていませんが，現在解明に向けて動いている最中です．神経生理学的な媒介にはモノアミン神経伝達機構，炎症性サイトカイン，細胞内シグナルカスケード，神経可塑性，細胞復元力の機能低下があるとされています．

これらの個々の機能低下の過程において，身体的運動はもっともらしい生物恒常的な効果をもって働きかけます．様々な健康に関する専門的，公的な機関は，1週間の内に5日～7日は強度の高い運動を30分行うことを推奨しています．

コメント

双極性障害に対する運動の効果について生理学的観点から概説し，病態生理から今後の研究の可能性まで整理できる文献のように思います．一方で具体的な運動量の吟味までには至っていない状況であり，今後の検討が必要です．

⑮ 過敏性腸症候群の患者における自律訓練法の効果：無作為割り付け比較対照試験[20]

過敏性腸症候群はとてもありふれた消化器系の疾患であり，検査によっても器質性の病変が同定できないにもかかわらず，繰り返す腹痛と便通異常によって特徴づけられています．過敏性腸症候群の有病率は西欧諸国においても本邦においても高いとされます．さらに，過敏性腸症候群はプライマリーケアにおいて最も遭遇する疾患の1つとして知られています．過敏性腸症候群

---

20) Shinozaki M, Kanazawa M, Kano M, et al.： Effect of autogenic training in general improvement in patients with irritable bowel syndrome ： a randomized controlled trial. Appl. Psychophysiol Biofeedback, 35 ； 189-198, 2010

は日常の活動性や生活の質に悪影響を与えます。過敏性腸症候群の患者はしばしばストレス下で胃腸の運動が刺激され，うつ病や不安障害，身体化障害などの精神疾患を合併し，性的・身体的虐待，経済的損失，社会的引きこもりに繋がる危険性が指摘されています。

過敏性腸症候群の薬物療法は新薬が開発されていますが，薬物に反応しない患者もいまだに存在します。これらの患者に対しては，精神療法が有用かもしれません。それゆえ，そのような方向からの治療法の開発は不可欠です。催眠療法は，過敏性腸症候群による消化器症状を改善することが示されており，代替療法として位置づけられています。しかし，催眠療法は長期間を要し，効果があるかどうかは治療者の技量に大きく左右されます。他方，自律訓練法は，しばしばさまざまな心身症の治療に用いられていますが，身体科医やコメディカルが容易に行うことができます。さらに，数回セッションを重ねると，患者が自ら自律訓練法を行うことができるようになります。これらの利点はありますが，自律訓練法が過敏性腸症候群に有効であるというエビデンスはありません。そこで，今回の研究においては，自律訓練法が過敏性腸症候群の患者の胃腸症状や陰性感情，生活の質を改善するという仮説を立てて検証しました。

a. 方 法

過敏性腸症候群に罹患した21名の患者を対象にしました。これらの患者は，8週間の薬物療法を受けて改善しなかった患者でした。薬物は研究期間中，変化させませんでした。21名の患者は，無作為に自律訓練法群（11名）とコントロール群（10名）に割り付けられました。自立訓練法群においては，自律訓練法に特化した心理士が，静かな雑音のない快適な温度・湿度が維持された部屋で，自律訓練法を8回にわたって行いました。セッションの間隔は患者の都合に合わせて，1〜2週間としました。患者は家庭でできるように，説明書と教示の録音されたテープも与えられました。

なお，自律訓練法は1回30〜40分で，教示としては次の背景公式と第1公式〜第6公式の合計7つの公式を用いて行われました。

コントロール群は，食餌療法について話し合いました。この話し合いの時間と頻度を自律訓練法群に一致させました。

効果の指標は，主要評価項目をAdequate Relief（AR）とし，これは「過敏性腸症候群に関連する腹痛や不快感が適度に良くなりましたか？」という問

● 背景公式	気持ちがとても落ち着いている。
● 第1公式	右（左）手（足）が重い。
● 第2公式	右（左）手（足）が暖かい。
● 第3公式	心臓が静かに打っている。
● 第4公式	呼吸が楽になっている。
● 第5公式	お腹が暖かい。
● 第6公式	額が涼しい。
● 解除	

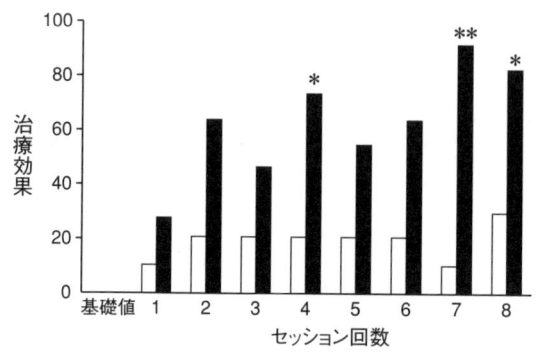

図22 自律訓練法による治療効果

$*p<0.05, **p<0.001$：対照群。基礎値は初回セッションの前を意味する。
白および黒棒は治療効果があったと回答した患者の比率を示す。

いに，はい，いいえで答えさせるものです．副次評価項目として，Self-reported Irritable Bowel Syndrome Questionnaire（SIBSQ）で過敏性腸症候群の症状を聞き，State-Trait Anxiety Inventory（STAI）で状態不安と特性不安を調べ，Self-Rating Depression Scale（SDS）で抑うつ状態を評価し，Medical Outcome Study 36-Items Short-Form Health Survey（SF-36）で生活の質を評価しました．

b. 結　果

　最終セッション（8回目）が終了して，自律訓練法群では11名中9名（81.8％）がAR（適度な効果）を認めたのに対して，コントロール群では10名中3名（30％）にすぎず，この差は有意でした．途中経過としては，すべ

てのセッションにおいて自律訓練法群がARを有した患者が多かったですが，有意差がついたのは4回目，7回目，8回目でした。SIBSQ，SDS，STAIでは両群間に有意差を認めず，SF-36の下記項目の身体的痛みと社会機能においては自律訓練法群の方が有意に改善しました（図22）。

c. 考察
自律訓練法は過敏性腸症候群に有用かもしれません。

コメント

適度な改善があったかどうかを「はい，いいえ」で聞いた場合に自律訓練法群とコントロール群に有意差が出て，過敏性腸症候群のさまざま症状を問うSIBSQで有意差がないのはいかがなものでしょうか？ SIBSQ得点を分散分析にかけると有意差はありませんが，それぞれの改善度を見ると，自律訓練法群で52.1〜48.9と有意な変化なく，コントロール群では55.9〜36.3と有意に改善しています。実は，食餌療法の話し合いをする方が自律訓練法をするよりも過敏性腸症候群に効果があるかもしれませんが，これはなぜか無視されています。主要評価項目でないからということでしょうか？ いずれにせよ，さらに検討が必要なテーマであるといえます。

⑯ うつ病へのダンス効果[21]

ダンスやリズム運動は様々な感情を表現するために昔から用いられてきています。特に西欧諸国においては1950年代はじめからダンス運動療法が芸術リハビリテーションの一形態として適用されています。ダンス運動療法は，音楽，軽い運動，感覚刺激を含んでおり，これらは軽症うつ病に対して非薬物的治療の1つとして用いることができるかもしれません。実際に，がんや虚血性心疾患，神経損傷など身体疾患に伴う心理的負担の治癒がダンス運動療法によって促進されると指摘する報告もあります。この研究においては，ダンスのうつに対する効果を検討することを目的としています。

---

21) Akandere M, Demir B : The effect of dance over depression. Coll Antropol, 35 ; 651-656, 2011.

a. 方　法

　20〜24歳の120名の男女学生を対象としました。彼らは2つの群，すなわちダンス訓練群と対照群へ無作為に割り付けられました。それぞれの群は60名で構成され，いずれも男性30名，女性30名でした。無作為割り付けの結果，2群間に何ら有意差のある要因は見出されませんでした。すべての対象学生は，既に正規の実習においてルンバやクラシックダンスなど様々なダンスを経験していました。なお，正規の実習時間は毎週8〜10時間でした。このようなベースラインに，今回の研究としてダンス訓練が1週間に3日（火曜，木曜，土曜）12週間にわたり加わりました。対照群は正規の実習を行うだけで，このダンス訓練は受けませんでした。うつの評価はダンス訓練期間12週の前後で，すべての被験者に対して，ベック抑うつ状態評価尺度を用いて行われました。なお，このベック抑うつ状態評価尺度では，0〜9点が正常気分，10〜15点が軽度のうつ，16〜23点が中等度のうつであり，24点以上が明確なうつと判断している基準があります。

　ダンス訓練の内容としては，ルンバとバルスを含んでいました。ルンバは，キューバ生まれのダンスでゆっくりした音楽を使い男女の求愛を表現していると言われ，ラテンダンスの基本ともいわれます。バルスはアルゼンチンのタンゴのスタイルであり，ワルツのタンゴバージョンです。しかし，アルゼンチン・タンゴやミロンガとは違い，バルスに停止旋回は存在せず，連続運動で踊ります。今回の研究においては，ルンバでは，伴奏つきの基本ステップ，カップルでの基本ステップ，フラットプロムナード，伴奏つきのカップルでのフラットプロムナード，ホーリング，伴奏つきのカップルでのホーリング，ハンマーロック，伴奏つきのカップルでのハンマーロック，オープンサプライズ，伴奏つきのカップルでのオープンサプライズを含んでいました。バルスでは，右足でのスクエアチャート，伴奏つきのステップ運動，カップルでのステップ運動，左足でのスクエアチャート，伴奏つきのステップ運動，カップルでのステップ運動，右回転，伴奏つきのステップ運動，左回転，伴奏つきのステップ運動を含んでいました。ルンバは火曜と木曜，バルスは土曜にそれぞれ10分のウォームアップ，90分のダンス訓練，10分のクールダウンとして，計110分行いました。

b. 結　果

　ダンス訓練群と対照群それぞれのベック抑うつ状態評価尺度得点平均値は，

ダンス訓練が行われた12週間の期間前において，それぞれ15.7，16.5と有意差はありませんでした．ダンス訓練期間が終わった後に再評価すると，ダンス訓練群13.9と15.7から有意に低下し，対照群は17.5と16.5から有意な変化を認めませんでした．男女別に解析すると，ダンス訓練群では男女ともに有意に低下（男性では13.7から12.8：女性では17.7から15.0へ）しましたが，対照群では男女ともに低下しませんでした（男性では16.2から17.9：女性では16.9から17.1へ）．

c. 考 察

今回対象となったのは患者ではなく学生でしたが，これらの健常被験者が有する軽度のうつに対して12週間のダンス訓練が有意な抗うつ効果を発揮することが示唆されます．

> **コメント**
>
> 12週間のダンスが健常者の軽いうつを改善するという研究です．何もしない対照群を設定しており，ダンス群では有意に改善し，対照群では改善しなかったことから，ダンスの効果があったという結論です．対照群もダンス群もそもそも授業の一環として毎週8〜10時間のダンス実習を行っていますので，一般人口からはかけ離れた特殊な集団で，一般化には慎重にならなければいけません．さらに，1週間に3日2時弱のルンバやバルスを12週間指導していますので合計72時間弱プラスしたことになります．このような介入が現実的なものかどうかは検討を要するとして，ベック抑うつ状態評価尺度での評価がダンス訓練12週間前後の2ポイントしか行われていないのは惜しいことです．2週間ごとに評価を行えば，どの時点で対照群と有意差が出たか判明し，どの程度の期間ダンスを続ければ，うつの改善が見込めるか判明するからです．

⑰ 閉経後の不眠や更年期症状に対する治療的マッサージの効果 [22]

更年期における生理学的あるいは心理学的な変化は，女性の生活の質にしばしば影響を与えます．更年期にある女性のおよそ80％は何らかの臨床症状

---

22) Oliveira DS, Hachul H, Goto V, et al.：Effect of therapeutic massage on insomnia and climacteric symptoms in postmenopausal women. Climacteric, 15；21-29, 2012.

を呈し，40％においては医学的治療を要する程度にまで増強します。さらに，閉経後に睡眠の変化も生じ，これは加齢による可能性とホルモン状態の変化による可能性と，両方の可能性があります。睡眠に関する愁訴は男性よりも女性に多いとされます。主に西欧諸国では閉経後の女性のおよそ28～63％が不眠症にかかっています。睡眠時のホットフラッシュ（のぼせやほてり），気分障害，睡眠に関連した呼吸障害などが更年期の睡眠障害と関連していると指摘されています。ホットフラッシュは更年期最初期に観察される症状で，70～80％の女性に生じるとされています。さらに，不眠症は生活の質を低下させ，気分の変動を生じ，集中力を低下させ，記憶の障害も引き起こし，病気や死亡につながる危険性があります。不安やうつも睡眠障害と関連しており，両方ともに女性に多いとされます。ともにホルモン変動と関連していることが指摘されており，更年期のホルモン変動が不眠症を引き起こす可能性もあります。多くの女性にとって，閉経期のこのような症状は日常生活や社会的機能に深刻な影響を与えるといえます。

閉経後のホルモン療法は標準的な治療ですが，補完的治療や代替治療もあります。その中でマッサージ治療は古代から知られていますが，その生理学的効果や治療効果についてはしばしば疑問視されてきました。マッサージにより，動脈や静脈の血流，リンパの流れ，浮腫，結合織，筋肉が活性化されると言われています。このような背景から，今回の研究においては，治療的マッサージが閉経後の女性の不眠や更年期の症状に効果があるか検討することを目的としています。

a. 方 法

大学病院の更年期科へ紹介された204名の女性のうち，50～65歳で，BMIが30kg/m²以下，卵胞刺激ホルモンが30mIU/mLを超え，少なくとも過去1年間に無月経で，不眠症のある患者を対象としました。高血圧，糖尿病，がんに罹患している患者やホルモン療法，向精神薬の服用，アルコールや物質乱用の既往，心理療法やマッサージ治療を受けている患者，さらに他の睡眠障害に罹患している患者は除外しました。

研究の対象となった患者は44名で，無作為に対照群15名，受動的運動群14名，治療的マッサージ群15名へ割り付けました。受動的運動群は，専門家が患者の首や上肢，下肢などをゆっくりと屈曲したり，伸展したりしました。治療的マッサージ群は，筆者の一人がマニュアルに従って，患者の頭，首，

背中,腹部,上下肢を指で押さえたり,ずらしたり,叩いたりしました。これらはいずれも週に2回,4ヵ月にわたって行われました。検査は,介入前に睡眠脳波と質問紙を行い,2ヵ月後に質問紙のみ,4ヵ月後に睡眠脳波と質問紙を施行しました。質問紙としては,Menopause Quality of Life Questionnaire (MENQOL:更年期の生活の質),Kupperman menopausal Index (KMI:更年期症状),Beck Anxiety Inventory (BAI:自覚的な不安症状),Beck Depression Inventory (BDI:自覚的な抑うつ症状),Insomnia Severity Index (ISI:不眠の程度) を用いました。

b. 結　果

BDI(自覚的な抑うつ症状),BAI(自覚的な不安症状),MENQOL(更年期の生活の質),のいずれも,2ヵ月後も4ヵ月後も治療的マッサージ群が対照群よりも有意に改善しました。KMI(更年期症状)は,4ヵ月後に治療的マッサージ群と受動的運動群が対照群よりも有意に改善しました。ISI(不眠の程度)も,2ヵ月後に治療的マッサージ群が対照群よりも有意に改善し,4ヵ月後に治療的マッサージ群が対照群よりも有意に改善しました。睡眠脳波では有意な差は認めませんでした。

c. 考　察

治療的マッサージにより,不安やうつ,不眠の自覚的症状は改善されますが,客観的指標すなわち睡眠脳波には有意差を認めませんでした。

コメント

　この所見は,治療的マッサージが更年期の精神症状や不眠に奏効する可能性を示唆するものです。治療前と治療後(4ヵ月後)のみならず途中の2ヵ月後にも質問紙を施行していることは評価できます。ただし,不眠の改善が自覚レベルにとどまり,睡眠脳波で有意な所見が見出せなかったのは,効果が大きくないことを示しているのかもしれません。

4 音楽療法

A 音楽療法とは

　日本音楽療法学会は，音楽療法を「音楽の持つ生理的・心理的・社会的働きを用いて，心身の障害の回復，機能の維持改善，生活の質の向上，行動の変容などに向けて，音楽を意図的・計画的に使用すること」と定義しています。音楽療法では，音楽を治療の主たる手法として使うことは言うまでもありませんが，同じ音楽を使った活動でも，一般の音楽活動と音楽療法は違います。一般の音楽活動が，音楽の演奏や鑑賞を行い，その楽しさや美しさを味わうことそのものを主な目的とするのに対して，音楽療法では，常に患者さんやクライエントのための何らかの目的を意識して，演奏や鑑賞を行うのです。

B 音楽療法の歴史

　音楽療法は，アメリカで20世紀初頭に始まりました。はじめは精神病院に対する音楽慰問であったものが，2つの世界大戦を経験するあいだに精神や身体の病気の領域を扱う，また対象も子どもから老人に至る幅広い医療的活動となりました。この音楽療法が，日本に1950年代の終わり頃に伝わり，以来，精神病院の患者や障害児を対象とした領域で活動が行われ，次第に老人施設やホスピスでの音楽療法も盛んになっていきました。

　日本の音楽療法のパイオニアとしては櫻林仁，山松質文，加賀谷哲郎の3人が挙げられます。櫻林は，東京藝術大学の心理学の教授でしたが，各音楽大学に音楽療法研究会を作り，その合同組織として日本音楽心理学音楽療法懇話会を設立しました。毎年刊行された音楽療法研究年報は，海外に日本の音楽療法を紹介する上で大きな役割を果たしました。山松は，臨床心理学の立場で，自閉症の子どもとの音楽を通した関わりの実践の中から，セッションにトランポリンを用いる独自の心理療法を創り出し，セラピストと伴奏者の

二人三脚による児童の音楽療法を提唱しました。また，ミュージックセラピィ研究会を創設し，音楽療法の普及と後継者の育成に努めました。加賀谷は，水上生活者や"東京のスラム街"といわれた地域の子供の音楽教育に関わり，その仕事から発展して，障害を持つ子どもが楽しく参加できる集団音楽動作指導法を開発していきました。日本音楽療法協会を創設し，発展普及に尽くしましたが，現在は「ミュージック・ケア」として，子どもから高齢者まで対象を広げて実践されています。

C 音楽療法の原理と期待される効果

① 同質の原理

この原理は，アメリカの精神科医Altshulerによって，1952年に初めて発表されました。彼は，「最初に与える音楽は，患者の気分とテンポに同質の音楽であるべきである」と考えました。それは，統合失調症患者に音楽療法を行うときの治療戦略として考えられたものでしたが，その後の研究や実践で，統合失調症患者だけでなく，音楽療法の対象一般に通用すると考えられるようになりました。

私達は自分のそのときの気分と同じ音楽を選んで聴こうとします。例えば，イライラしているときに，ゆったりした音楽よりは音量が大きくて激しくてテンポの速い音楽の方が同調しやすいのです。同質の原理とは，つまり，「いま患者さんはどんな音楽を聴きたいと思っているのか，患者さんの側に立って考える」ということになります。

② 異質への転導

Altshulerは，統合失調症の音楽療法のもう1つ重要な治療戦略として「水準戦法」を提案しました。水準戦法は，人間の音楽に対する反応を，まずリズムへの反応の段階，次にハーモニーを伴った旋律への反応の段階，さらに音楽の持つ気分の利用の段階，そして最後に絵画的な音楽で人間の連想を刺激する段階に分け，本能的なものから，感覚的・感情的なものへ，さらに美的・現実的なものへと，その順序に従って刺激の種類を変えていく方法です。

心の病でみられる「自分の今の状態から逃れたいと思いながら，なかなか病気から逃れられない」という患者さんの心理は，異質へ転導できなくなる

状況と考えられます。いま聴いている同質の音楽から逃れ，別の異質の音楽を聴くことができるようになることは，積極的に病気から脱出することを意味します。異質への転導は，統合失調症に限らず，心の病の治療にとって欠かせないプロセスといえます。

D 音楽療法の実際

音楽療法は，その活動様式（能動的・受動的，集団・個人など），目的（発達支援，精神療法，運動療法，認知機能，緩和ケアなど），対象（発達障害児・者，精神障害，身体障害，認知症など）によって様々に分類される，多くの手法が存在します。近年，精神科病院での音楽療法は，内外を問わず盛んに行われるようになっていますが，その適応，有効な手法，効果に関する議論は尽くされてはいません。

① 歌唱

日本における，統合失調症に対する音楽療法は，歌唱によるものが多いようです。歌唱は，楽器が揃っていなくても手軽にでき，日本人に適した自己表現であり，発散，自信の回復，サクセス体験等の治療性を内包できるとされています[23〜25]。歌唱の効果としては，集団歌唱により積極性や生活態度が改善したという報告[25]や，PANSS（Positive and Negative Syndrome Scale）の陰性症状尺度得点が有意に低下したという報告[26]があります。統合失調症に対する個人音楽療法については，音楽のように心理的近接を引き起こしやすいメディアでは，よほどしっかりした治療のシナリオがないと，治療の枠や間が取り外され，不測の事態が生じやすいという理由から極力避けられています[25]が，個人音楽療法（歌唱）により拒絶傾向の軽減，情動や表情の豊かさの回復，発動性の向上，体感異常に対する苦痛の軽減等，諸症状の改善がみられたという報告[27]もあります。

② 楽器演奏

合奏は，習熟から完成の過程で，他人と一緒に演奏することの喜びを味わうことができ，歌唱よりイベント性が強いが，楽器の演奏法や読譜等，患者の音楽技術が問題にならないようにするための様々な前提用件があるとされ

ています[23〜25]。合奏の効果としては，統合失調症とうつ病の患者に対しハンドベルを用いて音楽療法を行い，参加者全体の気分が肯定的に変化したという報告[28]があります。また，慢性統合失調症患者を対象として歌唱と合奏を行い，歌唱では，気分を中心とした改善が得られ，合奏では，現実的で他者との協調性を要する活動により精神症状の改善が得られ，作業遂行が向上するという比較研究の報告[29]もあります。

③ 鑑賞

20世紀初頭の音楽療法は，音楽を聴かせることによる効用をねらったものが多かったようです。現代では，音楽をすることの効用が重点になってきています。しかし，この2つのものは切り離せるものではありません。鑑賞，歌唱，楽器演奏，音楽を介したゲームを含む包括的な音楽療法により，POMS (Profile of Mood State) の混乱の尺度において有意な変化をみとめ，思考力，集中力の改善に効果があったという報告[30]や，有意な陰性症状の改善，対人交流の賦活，他の音楽的活動への参加度の向上を指摘した対照比較研究[31]があります。

④ 舞踊

民謡踊りやフォークダンス等は古くから精神科病院にレクリエーションとして取り入れられています。動きそのものは複雑に見えても，模倣機能があれば，反復して踊っているうちに，わりと早く学習されます。患者の適応水準に合わせることも，適応水準を少しずつ上げていく操作もできます。

⑤ 創作活動

楽譜にして，いわゆる作曲として完成する技術は，かなり高度の技術を必要としますが，ちょっとした遊びや発声を治療者が援助することによる共同制作としての創作は可能です。例えば，簡単な詩にメロディーを口ずさんでみるとか，患者の作った詩に治療者が曲をつけて1つの作品を完成することもできます。

E 私達の行った実践と研究について [31〜36]

　私達は，ミュージック・ケアという音楽療法の1手法を精神科病棟で実践し，データを集めて，効果を検討する研究を行ったので紹介します。

　ミュージック・ケア（加賀谷式音楽療法）とは，日本の音楽療法の第1世代である，加賀谷哲郎が考案したメソッドを基本に，その方法と理論を，宮本啓子と日本ミュージック・ケア協会が体系化したものです。その定義は，「音楽の特性の一部を利用して，その人がその人らしく生きるための援助をすることであり，子どもの場合はその子どもの持っている力を最大限に発揮させ，発達の援助を行うこと」とされています。またそのねらいは，「音楽の特性を利用して，対象者の心身に快い刺激を与え，対人的な関係の質を向上させ，情緒の回復や安定を図る。さらに，運動感覚や知的機能の改善を促し，対象者の心身と生活に好ましい変化を与える」とされています。このミュージック・ケアは，情緒の安定と発達，身体機能の維持改善のために必要な刺激や運動にあわせて考案されたメソッドを使って行われる音楽療法の1つです。このメソッドでは，身体動作（身体表情表現）や様々な楽器・シャボン玉・フラップバルーン（大きな布）・スカーフ・新聞紙・お手玉・生花等の素材による活動を，音楽と組み合わせることによって，音楽療法としての効果を期待しています。

　実際のセッションプログラムの1例を示します。

　セッションは，同質の原理に基づいて選択した曲を聴きながらあいさつし，雑談することから始まり，緩やかな曲に合わせて深呼吸したりタッピングしたりする等の小さな動きを経て，徐々に手足の軽い運動・ダンス・楽器等の素材を使った活動，歌唱へと流れ，後半には合奏，手をつなぐ・肩を叩く等のスキンシップ，一人一人とボールを転がし合う，フラップバルーン（大きな布）を全員で動かす等コミュニケーションを重視した活動を行いました。最後は緩やかな曲とともにシャボン玉で終わりました。セッションのプログラムは，そのときの参加者の状態に合わせて即興的に組み立てます。提示した音楽に対して，返ってくる反応を情動によって感じ取り，心理状態を判断して，100曲を超えるメソッドの中から，参加者に合わせて次の曲を選択するというふうに構成していきます。そのとき音楽の動と静，つまり解放とコントロールのバランスを考えながら構成します。使用する音楽は，ミュージック・ケアのオリジナル楽曲のほかに既成のクラシック，ジャズ，ロック，ポ

表12 セッションプログラム1例

曲目	活動内容	主なねらい
①野ばらによす （E.A.MacDowell 作曲）	あいさつ 雑談	同質の原理[8, 13, 14, 19]に基づいて、その場にあった音楽を使用する。
②河と帽子とアリサ （岡洋子作曲、 ミュージック・ケアオリジナル曲）	合掌し手をすり合わせる 深呼吸	状態の把握 心身のリラクゼーション
③お星さまとアリサ （岡洋子作曲、 ミュージック・ケアオリジナル曲）	音楽に合わせて身体のタッピング	心身をほぐしながら、リズムの刺激を体にフィードバック。
④ギリギリ （岡洋子作曲、 ミュージック・ケアオリジナル曲）	音楽に合わせて手首をねじる動作や舟漕ぎ動作	リズムの刺激で心身を活発化する。擬態語の使用で、発語を促す。
⑤オブラディ・オブラダ （J.Lennon, P.McCartney 作曲）	なるこを持ってリズム運動、身体動作、ダンス	かけ声を使用し、気分を発散する。自由に音楽を楽しむ。
⑥ハンガリー舞曲第5番 （J.Brahms 作曲）	鈴を持って身体動作、または音楽に合わせて新聞破り	音楽の動と静を利用し、気分の自己コントロールを促す。
⑦森のかじ屋 （T.Michaelis 作曲）	情景音楽の鑑賞、鈴を持って身体動作、または種々の楽器を使い即興合奏	連想の刺激。達成感を味わう。コミュニケーション。
⑧詩人と私 （Frank Mills 作曲）	フレーズに合わせて1人1人とボールを転がし合う、または音楽に合わせて全員でフラップバルーン（布）を動かす	自己コントロール。成功感を味わう。コミュニケーション。
⑨典子は今 （森岡賢一郎作曲 映画音楽）	シャボン玉	音楽を視覚で体験する。リラクゼーション。

ピュラー，民謡，童謡，歌謡曲と多岐にわたっています（**表12**）。

　音楽は，それ自体で1つの情報体系・コミュニケーション手段であり，言語的コミュニケーションに先駆する社会的相互交流の形式とされます。またミュージック・ケアのセッションで行う身体動作（身体表情表現）は，音楽そのものをより積極的に楽しむように工夫された動作であり，表出言語を使わないコミュニケーション，いわゆるボディランゲージでもあります。これらのことは，言語的コミュニケーションを苦手とする人が他者の気持ちを観察・判断し，同時に自分の気持ちを伝えることに役立ち，安心できる人間関係の構築を援助することができます。さらにセッションで使用する様々な素材によって，聴覚だけでなく視覚・触覚・嗅覚等多感覚を刺激でき，音楽そのものをより積極的に感じることができます。

セッションのプログラムが概ね一定の流れで構成されていること，動作が音楽に合った自然なものであること，いくつかのパターン化された動作が繰り返し行われることで，活動をある程度予測できる安心感が生まれます。一方プログラムを構成する1つ1つの曲は即興的に組み立てること，様々な素材を使用することで，活動に適度な変化を持たせることができます。これらの要素をバランスよく提供することで，変化に対する抵抗感を過剰に刺激するのを避けながら，持続的に興味・関心を惹きつけ，情緒の発散や自己コントロールを促しながら，無理なく望ましい気分へ転導することができるのです。

F 慢性統合失調症患者の抑うつ症状に対する集団音楽療法の効果

a. 方　法

A精神科病院では，投薬内容に変更の少ない慢性統合失調症患者を対象に，週に1回，1時間のミュージック・ケアのセッションを行いました。参加については自己選択，自己決定を尊重し，自由意志としました。そして，毎回の平均20名の参加者のうち，6ヵ月間継続して参加した7名（男5名，女2名，平均年齢53.6歳）について，その効果を検討しました。

効果の評価については，以下の3つの方法で行いました。

① 1ヵ月に1回，実施者がハミルトンのうつ状態評価尺度（HAM-D）17項目を記入しました。各項目の合計点で抑うつ状態の重症度を他覚的に判定しました。

② 1ヵ月に1回，患者がベックうつ評価尺度（Beck Depression Inventory：BDI）を記入した。各項目の合計点の推移で抑うつ状態の自覚の変化を観察しました。

HAM-D，BDIの評価結果を，繰り返しのある分散分析（repeated measures of ANOVA）を用いて解析しました。

③ 各回のセッション前後に，患者が100mmの visual analogue scale（VAS）を用いて，「気分が落ち込む」「不安である」「自分はだめな人間だと思う」の3項目について自己評価しました。患者にそのときの気分が100mmの線のどのあたりか目盛をうつようにチェックしてもらい，その長さで気分の変化を測定しました。

VASの測定結果については，対応のあるt検定（paired t-test）を用いました。

図23 HAM-Dの経時的変化

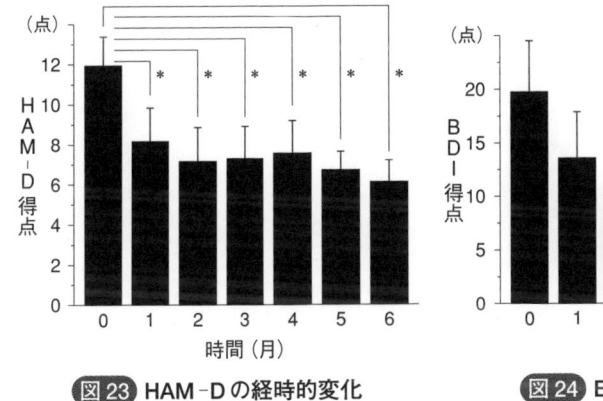

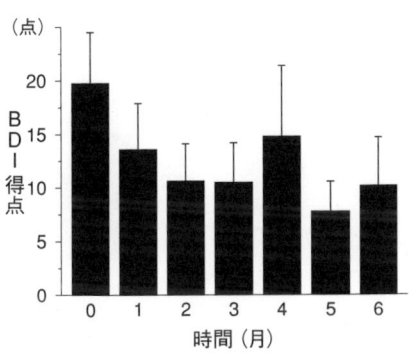

図24 BDIの経時的変化

b. 結　果

解析したところ，以下のような結果を得ることができました。
① HAM-DではF＝3.62，p＝0.0065と有意差を認めました。つまり，6ヵ月を通じて，抑うつ状態の他覚的な重症度は，統計学的な分析においても確かな改善を認めたということです。また，セッションの開始前に比べそれぞれの月でも有意差が認められました（図23）。
② BDIではF＝1.45，p＝0.2と有意差を認めませんでした。つまり，6ヵ月を通じて，抑うつ状態の自覚の変化は，グラフ上改善傾向を認めているように見えますが，統計学的に分析すると，この変化は確かなものではないという結果となりました（図24）。
③ VASの「気分が落ち込む」「不安である」「自分はだめな人間だと思う」の3項目では6ヵ月を通じて改善傾向ではありますが，1回のセッション前後で有意差は認められませんでした（図25～27）。

c. 考　察

HAM-Dの評価結果より，音楽療法を継続的に行った1ヵ月後から，他覚的には抑うつ状態の改善が認められました。しかし，HAM-Dの評価者と，セッションリーダーが同一人物であることによるバイアスがかかっていることは否定できません。つまり，症状の改善を望んでセッションを行い，研究内容も把握しているリーダーが評価尺度を記入するため，実際よりもより改善しているように評価してしまう可能性があり，結果に偏りが出てしまいます。

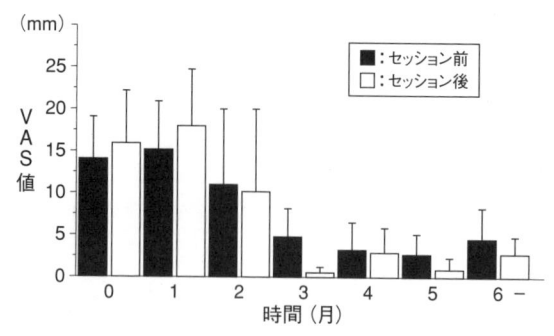

図25 VAS「気分が落ち込む」の項目の
セッション前後の変化と6ヵ月の経時的変化

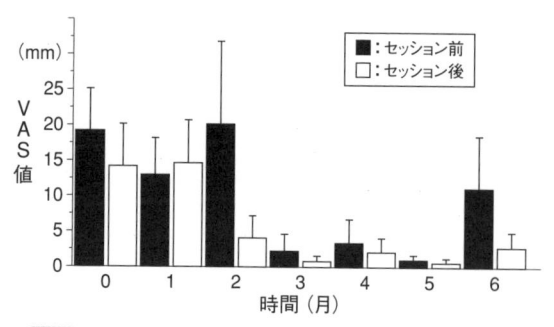

図26 VAS「不安である」の項目の
セッション前後の変化と6ヵ月の経時的変化

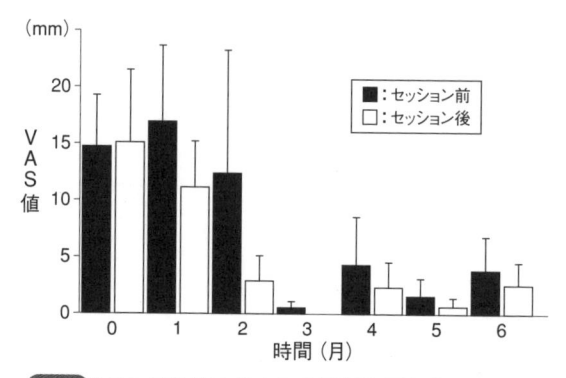

図27 VAS「自分はだめな人間だと思う」の項目の
セッション前後の変化と6ヵ月の経時的変化

この点についてはcontrol群（音楽療法を実施しない群）を設定し，blindをかけた方法（セッションリーダーと評価者を別の人が行う）で評価する必要があります。

BDIで有意差を認めなかったことから，少なくとも6ヵ月という期間では，抑うつ状態の改善を有意に自覚するには至りませんでした。

VASで有意差を認めなかったことから，セッション前後で有意な即時反応的効果，気分の変化は認めませんでした。

今回，投薬内容に変更が少なく，抗うつ薬を服用していない慢性統合失調症患者の抑うつ状態を，一般的にうつ病の患者に対して使われる，HAM-D，BDIで評価することにより，できる限り薬物療法の及ばない範囲に，音楽療法がどれほどの効果をもたらすかを検討することができました。その結果，慢性統合失調症患者に，週1回の集団音楽療法を6ヵ月継続することにより，抑うつ状態を改善する可能性は示唆されました。今後は，上記のような偏りの出ない研究デザインで，さらに対象者数を増やして検討していければと思います。

G 作業療法における音楽活動と，音楽療法士による音楽療法の比較[37]

a. 方　法

B病院精神科作業療法棟では作業療法士を中心に活動しています。音楽活動は原則的に毎月1回行っており，その活動内容としてはカラオケ，ハンドベルです。実際にはカラオケでは個人活動としての側面が強く，参加者の希望する曲を順次他者の前で歌唱します。ハンドベルでは予め用意された曲において1人1音を担当し，全体で演奏する集団活動という形で行いました。さて，2008年と2009年にそれぞれ1回ずつ作業療法棟で音楽療法士による音楽療法，ミュージック・ケアを行いました。この2回の音楽療法に参加した患者は合計21名でした。

この21名の，入院形態，性，精神疾患，年齢とマッチした別の患者を通常の音楽活動を行った患者の中から無作為に選択し，症例対照研究を行いました。年齢は5歳までの違いは許容しましたが，これでもマッチしない患者が3名存在したために除外した結果，音楽療法群18名と対照群18名の比較研究となりました。このうち両群で重複する患者が1名ありました。両群ともにすべて入院患者であり，表13に示すように両群間に性，年齢，精神疾患において

表13 音楽療法群，対照群の背景

	音楽療法群	対照群
対象者	18	18
男女比	9:9	9:9
年齢（歳）	42.4±17.9	42.5±17.2
精神疾患	統合失調症 11名 うつ病 6名 双極性障害 1名	統合失調症 11名 うつ病 6名 双極性障害 1名

有意差を認めませんでした。

また，音楽療法や通常の音楽活動前後の精神症状の変化については，抑うつ気分，緊張感，焦燥感，不安感，倦怠感という5種類の精神症状を10cmのVisual Analogue Scale（VAS）に記入させる形で測定しました．それぞれの精神症状に関して，音楽療法ないし活動前のVAS値から直後のVAS値を差し引いた値を効果の指標（以後，改善度）としました．

解析に関しては，Mann-WhitneyのU検定を用いました．

b. 結　果

表14に示すように，すべての精神症状において音楽療法群の方の改善度が勝っていましたが，有意差が認められたのは焦燥感（$p < 0.03$）であり，有意差傾向は抑うつ気分（$p < 0.09$）と倦怠感（$p < 0.08$）に認められました．緊張感や不安感には有意差を認めませんでした．

c. 考　察

今回の研究では，あらかじめ，①専門的な音楽療法士が行う音楽療法の方がすべての精神症状に効果が高いという仮説と，②慣れ親しんだ作業療法士が行う音楽活動の方が少なくとも緊張感や不安感には効果的，という仮説を考えました．①に関しては，焦燥感のみに有意差，抑うつ気分と倦怠感に有意差傾向が認められたことで，部分的に仮説が支持されたといえます．②に関しては，予想に反して，緊張感や不安感に有意差はなく，むしろ数値的には音楽療法群の方が若干優れており，この仮説は否定されました．

今回の結果から，見ず知らずの音楽療法士を招いたとしても，通常の音楽活動を凌ぐ効果が少なくとも部分的には期待できると考えられます．特に焦

表14 音楽療法群と対照群の活動前後の精神症状改善度

	音楽療法群	対照群	
抑うつ気分	1.32±2.30	0.73±2.16	p＜0.09
緊張感	1.60±2.39	1.20±2.75	N.S.
焦燥感	0.99±1.24	0.56±1.43	p＜0.03
不安感	2.20±3.09	1.82±2.44	N.S.
倦怠感	0.98±3.16	-0.02±1.90	p＜0.08

単位はcm。平均値±標準偏差で示したが,
Mann-WhitneyのU検定で解析した。

燥感に対する効果は有意差があり，焦燥感の強い患者には有用性が高い可能性があります。

ところで，通常の音楽活動と音楽療法の間でこのような差が出た理由は何でしょうか？　このことを解明するには，通常の音楽活動が精神症状を緩和する作用機序や，音楽療法が精神症状を緩和する作用機序を明らかにした上で，それらを比較する必要があります。現時点でこのような検討を行うことはきわめて困難なために，通常の音楽活動と音楽療法の内容の違いから検討することにします。

通常の音楽活動は，普段の作業療法同様に生活習慣の一端を担う中で，集中力の維持・向上や他者との協力といったことを目標として提供された課題をこなします。内容はあらかじめ決められていることが多く，起，承，結は実施時に配慮しているものの，「転」という展開を持つことは少ない。カラオケ，ハンドベルに関わらず提示された内容に対して，自発性を促しながら課題遂行に向けて働きかけていきます。

一方，音楽療法では音楽の形態によらず様々な刺激を提供でき，それが非日常的な時間の流れを作ることにより，情緒の発散や自己コントロールに繋がり，引いては焦燥感の減少にも繋がったのではないでしょうか。

結局のところ，通常の音楽活動になく，音楽療法にあるのは物語性ということになるでしょう。始まりから終わりまで，起承転結というストーリーを音楽療法士が念頭におきながら，緩急自在に空間に音楽を満たし，いろんな小道具を使って皆で活動を行います。ここで流れる時間は日常的な時間の流れとは異なり，音楽療法のストーリーを流れる時間です。通常の音楽活動では，このような流れはなく，あくまでも日常的な時間の流れの中で，各自が

カラオケを歌い，あるいは皆で楽器を演奏することになります。おそらくは，このような違いが両者の効果の違いを生み出す可能性があると憶測します。

　今回は単回の音楽活動，音楽療法を実施者の違いという視点から比較検討しました．音楽療法の実施者の相違による比較，さらに音楽療法実施群と対照群をマッチングさせた比較研究は少なく，音楽療法を実施する上での指標として有用ではないかと考えます．

　音楽療法を行って，セッション中の患者さんの表情や行動変容を発見し，それが日常生活における様々な望ましい変化に結びついているように感じる場面によく遭遇します．しかし，せっかく肌で直接感じた効果も，その場に居合わせない人からすれば，とても主観的な印象にすぎないものに受け取られるかもしれません．それは，音楽療法が薬物療法とは違って，実際どんなものかイメージしづらい手法であることにもよるでしょう．効果を客観的にかつ説得力をもって伝えることは，なかなか難しいものだと感じます．そんなとき，様々な視点から，客観的なデータを集め，分析し，実際に感じた効果との接点を考察して報告することができれば，その場に居合わせない人にも効果を伝える大きな助けになると思います．そして，その報告は遠くにいる患者さんの援助にも役立つことにもなり得るのです．

5 精神疾患に関する最新の知識

A 統合失調症の病態生理仮説

　統合失調症の病態生理はいまだ解明されておらず，さまざまな仮説がありますが，いずれも真偽は明らかにされていません。脆弱性・ストレスモデルでは，統合失調症への脆弱性を持つ個体に心理社会的ストレスが加わって発症に至ると考えます。脆弱性の背景にあるものの1つは，遺伝的要因と考えられます。

　遺伝的な研究では，統合失調症の近親者の統合失調症罹患率が一般人口のそれよりも高いことが知られており，双生児研究では，一卵性双生児で30～50％の一致率，二卵性双生児で4～15％の一致率が報告されており，遺伝的な関与は確実視されていますが，その遺伝子座はいまだに不明です。また，一卵性双生児の一致率が50％を超えないことは環境の影響も無視できないことを示唆しています。

　さて，神経発達障害仮説というものがあります。ここでは，胎児期に母体がウイルス感染，低酸素症，外傷，飢餓，ストレスなどにさらされることで，胎児の脳構造の変化が生じ，将来的な統合失調症の脆弱性を形成すると考えます。出生後には，神経変性仮説というものがあります。ここでは，興奮性アミノ酸（グルタミン酸）過剰（注：グルタミン酸は多すぎても少なすぎても良くない）のために，神経細胞が変性することを問題とします。正常発達の過程では，シナプス密度は1歳時に最も高く，青年期早期に成人の水準まで剪定(せんてい)されます。したがって，適切な興奮毒性は，たとえば上手な庭師が適切に剪定をするのに必要ですが，過剰な興奮毒性はシナプスを過剰に刈り込むことになり，このために脳に萎縮が生じると考えます。実際に，頭部CT，MRIなどによる病理形態学的所見として統合失調症患者の側脳室拡大，第3脳室拡大，前頭葉・側頭葉萎縮などを示唆する報告があります。しかし，本当に統合失調症の前駆段階で過剰に剪定が行われていることの証拠はありま

せん。

　よく知られたドパミン仮説では，ドパミン過剰を問題としています。この仮説の背景には，ほとんどの抗精神病薬の幻覚・妄想に対する効果がドパミン D_2 受容体に対する拮抗作用と相関することや，ドパミン活性を増加する薬物，特にアンフェタミンが幻覚や妄想を惹起することが根拠となっています。最近では，修正ドパミン仮説が提唱され，統合失調症では前頭前野のドパミン機能が低下することで陰性症状が惹起され，前頭皮質からの抑制解除により中脳辺縁系が過活動になることで陽性症状が惹起されるとします。また，興奮性アミノ酸機能異常仮説では，グルタミン酸をはじめとする興奮性アミノ酸の機能低下が統合失調症の陽性症状や陰性症状に関与すると考えます。これは，グルタミン酸受容体の1つである N-メチル-D-アスパラギン酸（NMDA）受容体の拮抗薬が統合失調症様症状とくに陰性症状を引き起こすことを根拠としています。

B 統合失調症の治療

　前駆期の症状として多いのは，落ち着きのなさ，抑うつ，不安，注意・集中困難，懸念，自信欠如，引きこもりなどです。中安は特異的初期症状として自生体験，気付き亢進，漠とした被注察感，緊迫困惑気分を挙げ，「初期統合失調症」概念を提唱しています。最近は，At Risk Mental State（ARMS）という前駆期の概念も普及しています。これらの前駆期に対して現時点で明確な基準はないものの，使うのであれば，副作用の少ない非定型（新規）抗精神病薬が望ましいとされています。

　急性期には，積極的に薬物療法を行います。発症から薬物療法開始までの期間を Duration of Untreated Period（DUP）と呼びます。DUP は短いほどよく，DUP が長いと治療開始から寛解までの時間が長く，寛解の程度が低く，再燃率が高いと報告されています。また，発症から5年間は臨界期（critical period）であり，この期間に非定型抗精神病薬でしっかり治療すると脳障害の進行を減らせるという意見があります。

　安定期には，薬物療法を続けるとともに，本格的な心理社会的治療を開始します。具体的には，患者の病気への理解（病識）を深め，家族へ教育を行い病気や治療に対する理解を深め情緒的に安定した家庭環境を作り，家族の High Expressed Emotion（high EE）を防ぐのです。家族が感情的に患者に接する頻度が高い場合に high EE とみなされ，このような場合には病気が再燃す

る危険性が高いことが報告されています。

薬物療法には,1950年代に登場したフェノチアジン系薬物としてクロルプロマジン(コントミン®)やレボメプロマジン(ヒルナミン®,レボトミン®)があります。これらは,抗幻覚・妄想作用は弱いのですが,強力な鎮静作用を有し,錐体外路症状は弱いのです。別の種類のブチロフェノン系薬物としてハロペリドール(セレネース®)がありますが,これは幻覚・妄想に対する強力な作用を有するが,錐体外路症状が出やすいのです。悪性症候群を生じる危険性もあります。以上の薬物は定型抗精神病薬と呼ばれています。

なお,本邦でも10数年前から新しい抗精神病薬すなわち非定型抗精神病薬が使えるようになりました。これには,リスペリドン(リスパダール®),オランザピン(ジプレキサ®),クエチアピン(セロクエル®),ペロスピロン(ルーラン®),アリピプラゾール(エビリファイ®),クロザピン(クロザリル®)などがあります。これらは錐体外路症状が少なく,抗幻覚・妄想作用など陽性症状の改善および陰性症状への若干の改善が期待できます。しかしながら,オランザピンやクエチアピンでは,体重増加,糖尿病,高脂血症などの副作用,リスペリドンではプロラクチン上昇による乳汁分泌や月経異常,アリピプラゾールではアカシジアが問題です。クロザピンは難治性統合失調症に奏効することがありますが,無顆粒球症や心筋炎,糖尿病などの危険性がつきまといますので,定期的な検査が必要です。なお,最近ではこれらの非定型抗精神病薬は双極性障害の治療薬としても使われるようになってきました。

C 統合失調症患者の就労支援

統合失調症に罹患した患者の多くは仕事に就きたいと希望しています。競争的な雇用(誰でも応募できて市場の賃金が適用される就労で,けっして作業所のような保護的なものではない)を成功させるためには,大きく分けて2つの方法があります。1つは就労前に十分な訓練を経て保護的な雇用から競争的な雇用に押し出すやり方,もう1つは就労前の訓練は最小限にとどめてサポーターとともに競争的雇用に乗り出すやり方です。従来のリハビリテーションは前者,すなわち訓練した後に就労させるというtrain-and-place modelであり,後者,すなわち米国式のサポーターとともに就労するやり方はplace-and-train modelとされます。このplace-and-train-modelの中で最も研究されたのがIndividual Placement and Support(IPS)です。これは,患者の希望に応じてサポーターが職探しの手伝いをし,就労後も継続して患者と雇用者

側への援助をサポーターが行うというものです。諸外国における様々な研究によりIPSの成功率が繰り返し確認されエビデンスが蓄積しています。したがって，本邦においても今後はサポーターとともに就労するやり方を検討すべき時期にきています。

D 従来型うつ病と新型うつ病

　本邦では，うつ病の病前性格として，執着気質（まじめで几帳面）やメランコリー親和型性格（規則・規律を重んじ遵守することで安心でき，他人に貢献することが幸せと感じることができる）が強調されすぎたせいで，「まじめで几帳面な人が過労に陥って疲れ果てうつになる」というストーリーが過度に浸透しました。実は，このような傾向は本邦とドイツだけであって，他の国では認められていません。せいぜい神経質傾向の人がうつ病になりやすいと報告されているくらいです。周知のごとく，両国は第二次世界大戦の敗戦国です。語弊があるかもしれませんが，戦争ですべてを失った「お陰」で高度成長期を迎えることができたとも言えます。高度成長期では，終身雇用制や年功序列，右肩上がりの昇給が保障され，努力すればするほど評価や報酬が得られる，勤勉性が大きく評価される時代を経験できました。そのため，「まじめで几帳面な人が過労に陥って疲れ果てうつになる」ストーリーに該当する勤労者も多かったのです。しかし，「まじめで几帳面な人が過労に陥って疲れ果て」という部分がわかりやすいあまりに強調されすぎた反面，「疲れ果てうつになる」という部分があまり吟味されずに鵜呑みにされたきらいがあります。実際には，「疲れ果ててもうつにならない」人も多いにもかかわらず，「疲れ果てるとうつになる」のが当然のように誤解されてしまったという問題点もあるのです。

　さて近年，本邦ではいわゆる新型うつ病の台頭が注目されていますが，これは先ほどの「まじめで几帳面な人が過労に陥って疲れ果てうつになる」ストーリーでカバーできない患者です。高度成長期の恩恵にあずかれなかった人たち，すなわち長期にわたる不景気や，年功序列や終身雇用制度崩壊の影響を受けて，努力しても報われない社会に育ち，不条理な解雇やリストラを目の当たりにし，何らかの大きな組織に帰属するよりも個人の即物的な考えに従おうとする人たちです。これらの人々は，組織に対する協調や貢献という考えを持つことがなかなかできないために職場に適応できず，上司や同僚へ他責的・被害的になり，実際には過労するほどの仕事はしていないにもか

かわらず，抑うつ状態を呈します。本人はそれなりに悩んでいても，深い内省は伴えず，医師から「うつ病」というレッテルを貼られることで，あるいは自らそのレッテルを貼ることで，その中で安住してしまうような危険性をはらんでいます。新型うつ病には抗うつ薬の投与がある程度の効果を示すことはあっても十分ではなく，結局のところ，人間的な成長が不可欠とされています。これが，長期的な精神療法が必要とされるゆえんです。

E 双極スペクトラムと双極性うつ病

　1899年にクレペリンというドイツの精神医学者が提唱した躁うつ病は，躁病エピソードやうつ病エピソードのいずれか1種類のみを繰り返す単極性のものと，躁病エピソードもうつ病エピソードも生じる双極性のものを区別しておらず，現在用いられている気分障害という言葉とほぼ同義でした。このような立場を躁うつ病一元論と呼びますが，これはあまりに広すぎるという批判もありました。そこで，1960年代には，気分障害の経過，発症率の性差，遺伝歴，病前性格などを検討した結果，双極性障害と単極性うつ病の2つに分けるべきという意見（二元論）が強くなりました。この時期を境に，躁うつ病を双極性障害と単極性うつ病に分離する動きが出てきたのです。

　その後，1980年にDSM-Ⅲという米国精神医学会が作成する診断基準に双極性障害という名称が登場し，1992年のICD-10というWHOの作成した診断基準にも双極性障害が明記されました。1995年にバルプロ酸が双極性障害の治療薬として米国で承認されると，躁うつ病という名称よりも双極性障害という名称をタイトルに入れた論文が急速に増加したことも知られています。この時期に，バルプロ酸のような気分安定薬を投与する対象が双極性障害という認識が深まったと考えられます。

　ところが，双極性障害と単極性うつ病がまったく別物かというとそうではなく，アキスカールという米国の精神医学者は両者の移行を重視して双極スペクトラムという概念を提唱しました。これには，単極性うつ病の患者に抗うつ薬を投与中に躁転すれば双極Ⅲ型障害と診断するとか，循環気質の患者さんがうつ病になった場合には（軽躁エピソードや躁病エピソードがなくとも）双極Ⅱ 1/2障害と診断するとか，あるいは発揚気質の患者さんがうつ病になった場合には（軽躁エピソードや躁病エピソードがなくとも）双極Ⅳ障害と診断するとか，いろんな工夫が見られますが，要は，単極性うつ病の中に躁的因子（双極性障害のしるし）を見出して双極スペクトラムという広い意

味での双極性障害に診断変更しようという試みです。この意義としては、うつ病の薬物療法として抗うつ薬治療にこだわるのではなく、気分安定薬を投与する動機づけを与えてくれるということになり、実際に気分安定薬によって改善する（双極スペクトラムの）うつ病患者も少なくありません[38]。

単極性うつ病から双極スペクトラムを抽出する視点（躁的因子）としては、現在の特徴として過眠、過食、不安症状の合併、精神運動制止、気分変動性、精神病症状、自殺念慮などがあり、過去の特徴として若年発症、うつ病エピソードの再発が多いこと、うつ病の罹病期間が長いこと、症状の急速悪化と急速改善、繰り返しの離婚や転職などがあります。また、抗うつ薬への反応の特徴は、何種類もの抗うつ薬に反応しないこと、逆に抗うつ薬に急速に反応すること、抗うつ薬によって不眠、焦燥感、不安感など賦活症状が生じること、児童・思春期のうつ病では抗うつ薬により自殺念慮が生じることが挙げられます。

F 双極性障害になりやすい気質

クレペリンは、躁うつ病を整理する際に躁状態、うつ状態、混合状態に加え基底状態を記載しています。この基底状態は躁うつ病の前段階とみなされ、具体的には、抑うつ性素質、躁性気質、刺激性気質、循環性気質があり、それぞれがうつ病、躁病、混合状態、躁うつ転換の準備状態とも考えられます。

クレッチマーは、正常の人格である循環気質から循環病質を経て躁うつ病に至るまでを1つのスペクトラムと規定し、体質類型論的に肥満体型と結びつけました。社交的、善良、親切、温厚といった基本的特徴を持ち、周囲に対して同調性があり、陽気と陰気の気分比から、活発で熱しやすい型と気重で悲観的になりやすい型とそれらの中間型が区別されます。いずれの型であっても、循環気質では正常範囲内の軽い気分の動揺を認め、循環病質ではそれが大きくなり、さらには病的な気分の波を示す躁うつ病へと移行すると考えます。

ここで注意すべきは、クレペリンの循環気質とクレッチマーの循環気質は異なるということです。クレペリンの循環気質は純粋に気分の変動（むら）に焦点を当てており、体格はもちろん対他的配慮や同調性は考慮していません。さて、最近ではアキスカールがクレペリンの考え方を踏襲する形で、双極スペクトラムの最軽症型として発揚気質、抑うつ気質、焦燥気質、循環気質を提唱しています。私どもの研究グループの帆秋伸彦助教は、発揚気質を有する健常者は、他の健常者と比較して、睡眠時間の変動が大きく、光照射

量も多く，中枢セロトニン神経機能が低いことを解明しました[39]。双極性障害の患者では睡眠覚醒リズムが不規則，不安定になっており，この不安定さが発症や再発に結びつくという不安定仮説が知られています。また，双極性障害の患者は中枢セロトニン神経機能が低いことも知られています。つまり，発揚気質と双極性障害の生物学的基盤には共通するものがあることが示唆されますので，発揚気質は双極性障害に移行しやすい気質ということが，科学的にも示されたことになります。ちなみに，私どもの研究グループの河野健太郎大学院生は札幌と大分の医学生や研修医を比較すると，大分の方が発揚気質得点が有意に高いことを示し[40]，荒木康夫大学院生は循環気質は発揚気質と逆に光照射量が少なく，光を浴びないと気分の波が大きくなることを示しました[41]。いずれも，気質に光が関連していることを示す興味深い所見です。

さて，下田の執着気質やテレンバッハのマニー親和型性格はうつ病の病前性格としてよく取り上げられますが，実は双極性障害になりやすい性格とも考えられます。執着気質は，仕事熱心，凝り性，徹底的，正直，几帳面，正義感，責任感といった基本的特徴を持ち，一度起こった感情が冷却することなく長く持続したり，むしろ増強したりする感情の経過の異常を基礎に持ちます。テレンバッハのマニー親和型は，活発で生気にあふれ，常人以上の高揚した気分を有し，生命の動きは流動して停滞することなく，秩序への同一化に対する疑念と両価性，外的な強制や圧迫への反抗などを基本的特徴とします。これは，先ほど述べた発揚気質と通じるところがあるかもしれません。

以上まとめますと，双極性障害になりやすい性格（あるいは気質）としては，循環気質，発揚気質，執着気質，マニー親和型気質などを挙げることができます。双極性障害になりにくい性格は特別に同定されているわけではありませんが，おそらくは弱力性，無力性の性格で，このような性格の人はデスティミア親和型うつ病（樽味）を発症することはありますが，双極性障害の発症は免れると考えられています。それは，最もエネルギー水準が低いからでしょう。

G 双極性障害と生活習慣

双極性障害は遺伝的な影響を受けるために，発症を予防することは遺伝素因の濃厚な方には難しいかもしれません。しかし，方法がまったくないわけではありません。グッドウィンとジャミソンは，このような遺伝的な影響を重視しながらも，「睡眠・覚醒リズムを含む日常生活のリズムの破たんが双極

性障害の経過に影響を与える」という双極性障害の不安定仮説を提唱しています．

　たとえば，大事な人との別れがあったとします．この日から夜が眠れなくなり，次第に落ち込んでうつ病エピソードを生じたとします．従来の考え方では，「大事な人との別れ」という体験の内容に注目して，このようなつらいことがあったからうつ病エピソードの発現に結びついたと考えます．しかし，不安定仮説では，体験の内容よりもその体験によって就寝時刻が遅くなったり，睡眠時間が短くなったり，すなわち睡眠・覚醒リズムの乱れが生じることこそがうつ病エピソードの発現に結びついたと考えるわけです．この仮説が正しければ，常日頃から何があろうと寝る時刻や起きる時刻を一定の時刻に保つ努力をしていれば，うつ病エピソードや躁病エピソードが再発する危険性が減ることになります．実際に双極性障害の患者で治療に抵抗性もしくは病状が遷延する方には，生活リズムの不規則な方が多いのです．

　このようなことから，生活リズムの確立を重視する治療が考案されました．それは，社会リズム療法で，睡眠・覚醒リズムや生活リズムの乱れを自覚ないし指摘してそれを矯正しようとするものです．リズムの乱れを自覚させる方法は，患者に3，4週間，毎日の活動記録表をつけてもらいます．起床時刻，最初に他人と会った時刻，食事の時刻，就寝時刻などを記入するようになっています．記入された表を利用して，まずは短期目標（たとえば，朝は7時に起きることを1週間続けること）を達成し，次に中期目標（たとえば，規則正しい睡眠・覚醒リズムを1ヵ月維持すること）をクリアし，最後に長期目標（たとえば，仕事に就くこと）へたどりつくようにします．

　さらに対人関係も軽視できないので，対人関係療法も行います．対人関係療法は，患者の現在の対人関係と抑うつ症状の関係に焦点をあてた「今ここで（here and now）」の治療であり，幼児期の体験に遡ることはありません．もともと，うつ病を対象に行われて来たもので，悲哀，役割をめぐる不一致，役割の変化，対人関係の欠如を取り上げます．双極性障害ではさらに「健康な自己の喪失」というテーマに焦点を当てます．それは，双極性障害になることで自分の人生はすっかり変わってしまったという喪失感を扱うものです．これによって，対人関係における葛藤が軽減されるならば，生活リズムもより安定することも期待できるわけです．そこで，これらを組み合わせて対人関係・社会リズム療法が考案され，薬物療法と併用することで双極性障害の治療に貢献しています．

おわりに

　山下作業療法士は，鹿児島県の鶴丸高校出身で，宮崎県にある九州保健福祉大学の作業療法学科を卒業後に，大分県の佐藤病院という精神病院へ作業療法士として就職し，精神科作業療法を実践していました．私どもの大分大学医学部附属病院に精神科作業療法を設置することに決まった時に，山下作業療法士の恩師である中山教授から推薦していただき，大分大学で大学院修士課程に入学して研究しつつ精神科作業療法士として勤務するという条件のもとに，佐藤病院から平成19年に移ってもらいました．
　さて，修士課程は2年しかありませんでしたが，その間，積極的に研究に取り組み修士論文を仕上げました．卒業後は，私どもの精神科で作業療法士として活躍しながら，毎年のように学会で発表しています．最近では，Stress & Health という海外誌に原著論文を出版しています．私はこのような山下作業療法士の姿を見て，ぜひ精神科に勤務する多くの作業療法士の皆さんに研究のやり方を学んでいただければ，そして研究面でも活躍していただければ，と思いました．それには，やはり研究のエッセンスをわかりやすく本にして皆さんのもとに届けるしかないと考えました．その考えを山下作業療法士に伝えたところ，執筆を快諾してくれた次第です．
　他方，下村医師は私と同郷であり，山口県の徳山高校出身で，私の卒業した産業医科大学を卒業し，産業医科大学精神科の医局では私の後輩となり，その後は北九州市の労災病院精神科に勤務しております．もともと，ピアニストになるか医師になるか悩んだというくらい，ピアノがうまく，今も定期的にコンサートを行っています．そのような趣味と精神科医としての仕事の延長線上に音楽療法があり，精神科医兼音楽療法士として活躍しています．大分大学精神科の作業療法にも年に2回来てくれて加賀谷式音楽療法を実践してくれており，患者さんからは大好評です．
　このような2人に主要な部分を執筆してもらい，私は監修の仕事をしました．

おわりに

出来上がったものを読んでいくと，研究のイロハから高度な手法までわかりやすく書いてあり，「研究音痴」の人にも比較的楽に読めると思います．さらに，精神科作業療法に関する最新の知識が詰まっており，興味のある方には楽しく読めると思います．「はじめに」のところで，山下作業療法士が「簡便な方法で調査できるとしたらどうでしょう．結果を得られれば，あとは解析して論文としてまとめることができます」と書いておりますが，この本を読むことでその言葉が実感できることを期待しています．また，看護師さんなどコメディカルの方々にも読んでもらえれば幸いです．

寺尾　岳

文献

1) 山下　瞳, 寺尾　岳, 溝上義則：単回の精神科作業療法が精神症状に与える影響：Visual Analogue Scale を用いた検討. 九州神経精神医学, 54 (3-4) ; 173-177, 2008.
2) Yamashita H, Terao T, Mizokami Y：The effects of single and repeated psychiatric occupational therapy on psychiatric symptoms：assessment using a visual analogue scale. Stress & Health, 28 ; 98-101, 2012.
3) 香山明美, 小林正義, 鶴見隆彦, 他：生活を支援する精神科作業療法―急性期から地域実践まで―. 医歯薬出版, 東京, 2007.
4) 辻　貴司：精神障害リハビリテーション領域の作業療法の効果. 精神障害とリハビリテーション, 7 ; 132-138, 2003.
5) Reker TH, Hornung WP, Schonauer K, et al.：Long-term psychiatric in vocational rehabilitation programmes：a naturalistic follow up study over 3 years. Acta Psychiatr Scand, 101 ; 457-463, 2000.
6) Heggelund J, Nilsberg GE, Hofe J, et al.：Effects of high aerobic intensity training in patients with schizophrenia：a controlled trial. Nord J Psychiatry, 65 ; 269-275, 2011.
7) Oeland A-M, Laessoe U, Olesen AV, et al.：Impact of exercise on patients with depression and anxiety. Nord J Psychiatry, 64 ; 210-217, 2010.
8) Krogh J, Nordentoft M, Sterne JAC, et al.：The effect of exercise in Clinically Depressed Adults：Systematic Review and Meta-analysis of Randomized Controlled Trials. J Clin Psychiatry, 72 ; 529-538, 2011.
9) Visceglia E, Lewis S：Yoga therapy as an adjunctive treatment for schizophrenia：a randomized, controlled pilot study. Journal of Alternative and Complementary Medicine, 17 ; 601-607, 2011.
10) Cabral P, Meyer HB, Ames D：Effectiveness of Yoga therapy as a comple-

mentary treatment for major psychiatric disorders : a meta-analysis. Prim Care Companion CNS Disord, 13 ; PCC. 10r01068, 2011.
11) Mike J Crawford, Helen Killaspy, Thomas RE Barnes, et al. : MATISSE project team : Group art therapy as an adjunctive treatment for people with schizophrenia : multicenter pragmatic randomized trial. BMJ, 344 ; e846, 2012.
12) Kwok TCY, Bai X, Kao HSR, et al. : Cognitive effects of calligraphy therapy for older people : a randomized controlled trial in Hong Kong. Clinical Interventions in Aging, 6 ; 269-273, 2011.
13) Erkkilä J, Punkanen M, Fachner J, et al. : Individual music therapy for depression : randomised controlled trial. British Journal of Psychiatry, 199 ; 132-139, 2011.
14) Gold C, Solli HP, Krüger V, et al. : Dose-response relationship in music therapy for people with serious mental disorders : Systematic review and meta-analysis. Clinical Psychology Review, 29 ; 193-207, 2009.
15) Jarrott SE, Gigliotti CM : Comparing Responses to Horticultural-Based and Traditional Activities in Dementia Care Programs. American Journal of Alzheimer's Disease & Other Dementias, 25 ; 657-665, 2010.
16) Wichrowski M, Whiteson J, Haas F, et al. : Effects of Horticultural Therapy on Mood and Heart Rate in Patients Participating in an Inpatient Cardiopulmonary Rehabilitation Program. Journal of Cardiopulmonary Rehabilitation, 25 ; 270-274, 2005.
17) Poon MTC, Siu AMH, Ming SY : Outcome analysis of occupational therapy programme for persons with early psychosis. Work, 37 ; 65-70, 2010.
18) Katz N, KerenN : Effect of Occupational Goal Intervention for Clients With Schizophrenia. Ame J Occupational Therapy, 65 ; 287-296, 2011.
19) Alsuwaidan MT, Kucyi A, Law CWY, et al. : Exercise and Bipolar Disorder : A Review of Neurobiological Mediators. Neuromol Med, 11 ; 328-336, 2009.
20) Shinozaki M, Kanazawa M, Kano M, et al. : Effect of autogenic training in general improvement in patients with irritable bowel syndrome : a randomized controlled trial. Appl. Psychophysiol Biofeedback, 35 ; 189-198, 2010.
21) Akandere M, Demir B : The effect of dance over depression. Coll Antropol,

35；651-656, 2011.
22) Oliveira DS, Hachul H, Goto V, et al.：Effect of therapeutic massage on insomnia and climacteric symptoms in postmenopausal women. Climacteric, 15；21-29, 2012.
23) 松井紀和：音楽療法の手引—音楽療法家のための—. 牧野出版, 東京, 1980.
24) 村井靖児：音楽療法の基礎. 音楽之友社, 東京, 1995.
25) 村井靖児：音楽療法から見た分裂病の回復過程. 精神科治療学, 13；1225-1231, 1998.
26) 馬場　存, 屋田治美, 内野久美子, 他：精神分裂病慢性期における音楽療法の効果. 精神科治療学, 17；581-587, 2002.
27) 馬場　存, 久江洋企, 島内智子, 他：精神分裂病の音楽療法. 臨床精神医学, (増)；65-70, 2001.
28) 森部あずみ, 岩満優美, 草野恵子, 他：ハンドベルによる音楽療法の精神障害者に対する臨床的効果の検討—統合失調症患者とうつ病患者の比較—. 精神科治療学, 17；1521-1527, 2002.
29) 浅野雅子, 青山　宏, 池田　望, 他：慢性統合失調症患者に対する歌唱活動と合奏活動の効果. 精神科治療学, 22；715-721, 2007.
30) 市村暁子, 岸本寿男：精神科入院患者に対する音楽療法—POMSによる検討—. 日本音楽療法学会誌, 1；60-67, 2001.
31) Hayashi N, Tanabe Y, Nakagawa S, et al.：Effects of group musical therapy on inpatients with chronic psychoses：a controlled study. Psychiatry and Clinical Neurosciences, 56；187-193, 2002.
32) 宮本啓子, 野中千枝, 梶谷美砂, 他編：加賀谷哲郎—心の笑みを求めて—. 石川磁場の会, 石川, 2000.
33) 宮本啓子　編：だれでも, どこでも, いつでも—加賀谷式集団音楽療法実技編—. 磁場の会, 石川, 1986.
34) 宮本啓子　編：だれでも, どこでも, いつでも楽しめる音楽療法—ミュージック・ケア実技編—. 宮本啓子音楽療法研究所, 石川, 2003.
35) 太下徳和, 宮本啓子：機能訓練の立場から見たミュージック・ケアの動作分析. 日本ミュージック・ケア協会, 石川, 2002.
36) 下村泰斗, 寺尾　岳, 伊藤美恵：精神科入院患者に対する音楽療法の試み—慢性統合失調症患者への集団音楽療法の効果—. ミュージック・ケ

ア 2004, 1-9, 2004.
37) 山下　瞳, 寺尾　岳, 溝上義則, 他：作業療法における音楽活動と, 音楽療法士による音楽療法の比較. 九州神経精神医学, 55 ; 151-155, 2009.
38) 寺尾　岳, 和田明彦：双極性障害の診断・治療と気分安定薬の作用機序, 新興医学出版社, 東京, 2010.
39) Hoaki N, Terao T, Wang Y, et al.：Biological aspect of hyperthymic temperament：light, sleep, and serotonin. Psychopharmacology, 213 ; 633-638, 2011.
40) Kohno K, Hoaki N, Inoue T, et al.：Latitude effect on bipolar temperaments. J Affect Disord, 2012. [Epub ahead of print]
41) Araki Y, Terao T, Hoaki N, et al.：Bipolar temperaments and light. J Affect Disord, 136 ; 740-742, 2012.

索引

英 文

A
At Risk Mental State（ARMS） … 96

D
Duration of Untreated Period
（DUP） … 96

F
Fisher（フィッシャー）の
直接確率計算法 … 18
F値 … 19

I
Individual Placement and Support
（IPS） … 97
ITT分析 … 33

M
Mann-Whitney
（マン・ホイットニー）のU検定
… 18, 92

P
p値 … 15

R
R^2 … 21

T
trim and fill method … 40

V
Visual Analogue Scale：VAS … 7

W
Wilcoxon（ウイルコクソン）の
符号付順位和検定 … 17

和文

い
- 一重盲検試験 ……………… 37
- 一標本 t 検定 ……………… 15

お
- オッズ比 ……………… 24

き
- 気質 ………………………100

く
- 繰り返しのある分散分析 …… 19, 88

け
- 系統的レビュー ………… 23, 32, 50

こ
- 効果サイズ（effect size）…… 25, 33

し
- 事後検定
  （ポストホックテスト）……… 19
- システマティックレビュー …… 23
- 重回帰 ……………… 21
- 出版バイアス ……………… 40

そ
- 相関係数 ……………… 20
- 双極スペクトラム ……………… 99

た
- 第一種過誤
  （タイプ1エラー, α 過誤,
  偽陽性）……………… 25
- 対応のある t 検定………… 15, 19, 88
- 対応のない t 検定……………… 19
- 対照比較試験 ……………… 47
- 第二種過誤
  （タイプ2エラー, β 過誤,
  偽陰性）……………… 25
- 単回帰 ……………… 21

ち
- 治療必要数（NNT）………… 49, 54

と
- 独立多群の分散分析 ……………… 19

に
- 二重盲検法
  （double blind study）……… 23
- 二標本 t 検定……………… 16

の
- ノンパラメトリック検定 ……… 17

は
- パラメトリック検定 ……………… 17
- 反復測定分散分析 ……………… 19

ひ

比較対照 …………………… 36
比較対照試験 …………… 26, 44, 74
非盲検法（open study）………… 23
標準化平均差（SMD）…………… 33

ふ

ファンネルプロット（漏斗図）… 40
分割表の検定 ………………… 18

め

メタ解析 ………………… 32, 38, 50

【著者紹介】

山下　瞳

作業療法士，医学修士。2005年九州保健福祉大学卒業。2005年医療法人明和会佐藤病院。2007年大分大学医学部附属病院に就職し，現在に至る。

下村　泰斗

精神科医，専門は児童思春期。産業医。日本音楽療法学会認定音楽療法士。日本ミュージック・ケア協会認定指導者。ピアニスト。2001年産業医科大学卒業。現在，九州労災病院精神科副部長。

寺尾　岳

精神科医，医学博士。1985年産業医科大学卒業。1999年オックスフォード大学医学部精神医学講座へ留学。2000年産業医科大学医学部精神医学教室助教授。2004年大分大学医学部精神神経医学講座教授に就任し，現在に至る。

ⓒ2013　　　　　　　　　　　　　　第1版発行　2013年6月20日

精神科作業療法研究のイロハ
―エビデンスを探し，読みこなし，
　臨床研究に役立てるために―

（定価はカバーに表示してあります）

著　者	山下　　　瞳 下村　泰斗 寺尾　　　岳	

検印省略

発行者　　　林　　峰　子
発行所　　　株式会社　新興医学出版社
〒113-0033　東京都文京区本郷6丁目26番8号
電話　03(3816)2853　　FAX　03(3816)2895

印刷　株式会社　藤美社　　ISBN 978-4-88002-844-6　　郵便振替　00120-8-191625

・本書の複製権・上映権・譲渡権・公衆送信権（送信可能化権を含む）は株式会社新興医学出版社が保有します。

・本書を無断で複製する行為，（コピー，スキャン，デジタルデータ化など）は，著作権法上での限られた例外（「私的使用のための複製」など）を除き禁じられています。研究活動，診療を含み業務上使用する目的で上記の行為を行うことは大学，病院，企業などにおける内部的な利用であっても，私的使用には該当せず，違法です。また，私的使用のためであっても，代行業者等の第三者に依頼して上記の行為を行うことは違法となります。

・JCOPY 〈(社)出版者著作権管理機構 委託出版物〉
本書の無断複写は著作権法上での例外を除き禁じられています。複写される場合は，そのつど事前に(社)出版者著作権管理機構（電話 03-3513-6969，FAX 03-3513-6979，e-mail : info@jcopy.or.jp）の許諾を得てください。